Elisabeth Reuter · Merle ohne Mund

Elisabeth Reuter

Merle ohne Mund

Ellermann Verlag

Elisabeth Reuter
wurde 1945 in Celle geboren und studierte Graphik und freie Malerei an der WKS Hannover. Seit 1970 arbeitet sie als freie Malerin; zahlreiche Ausstellungen.
Seit 1985 illustriert Elisabeth Reuter Bilderbücher, seit 1988 auch mit eigenen Texten zu realistischen Themen. Ihre Bilderbücher wurden bisher in sieben Sprachen übersetzt und mehrfach ausgezeichnet.
»Merle ohne Mund« ist Elisabeth Reuters erster Roman.

5 4 3 2 1 99 98 97 96

Umschlagillustration: Elisabeth Reuter

Printed in Germany
ISBN 3-7707-3037-2

Merle und ihr Vater

Es klingelte zum Ende der Stunde. Stühle wurden gerückt. Hefte und Bücher wurden zugeschlagen und eilig in die Schultaschen geschoben. Gelächter und Durcheinanderrufen füllten den Raum. Ergeben hielt Herr Stein die Hände an die Ohren. Schüttelte dann den Kopf und begann, seine eigenen Bücher in die Aktentasche zu packen. Wie immer verließen alle schnell den Klassenraum, mit Gedränge und sich gegenseitig weiterschiebend. Zogen draußen ihre Winterjacken an. Merle ging, ebenfalls wie immer, sehr langsam hinaus.

»Hallo, Merle, kommst du mit?« rief Ulla.

Sie stand auf dem Flur.

Merle nickte. Ulla wohnte mit ihren Eltern und zwei jüngeren Brüdern im Haus nebenan, sie hatten also denselben Heimweg. Sie liefen nicht jedesmal gemeinsam nach Haus, weil Merle sich oft von allen zurückzog. Doch Ulla hatte nicht allein gehen wollen, hatte auf Merle gewartet, und so wanderte sie nun mit ihr über die Wallanlagen bis hin zur Marienstraße. Sie erzählte vom Kunstunterricht am Morgen, in der ersten Stunde.

»So toll wie du möchte ich auch zeichnen können«, sagte sie zu Merle. »Wie machst du das eigentlich, daß du so gut Menschen zeichnen kannst? Bei mir ist es immer so: Punkt, Punkt, Komma, Strich - fertig ist das Mondgesicht.« Sie lachte.

»Ich kann es dir ja vielleicht beibringen«, antwortete Merle. »So schwer ist es gar nicht.«

Es war schön, von Ulla bewundert zu werden. In der Klasse stand Merle als Außenseiterin da. Beachtet und anerkannt wurde sie von anderen eigentlich nur dann, wenn sie zeichnete, malte oder Geschichten schrieb. Nur Ulla spielte häufiger mit ihr. War so etwas wie eine »Manchmal-Freundin«.

Die beiden Mädchen bogen in die Marienstraße ein.

»Also, bis dann,« rief Ulla - und: »Hast du Lust, heute nachmittag noch zu mir zu kommen?«
»Ja«, Merle zögerte etwas, »aber ich muß erst fragen.«
Stürmisch klingelnd verschwand Ulla in ihrem Haus.
Und Merle klingelte an ihrer Haustür. Sie wohnten im ersten Stock. Wie in der Schule ging sie auch hier sehr langsam die Treppen hoch. Oben stand ihre Mutter.
»Ich habe dir dein Essen schon auf den Tisch gestellt«, sagte sie. »Ich muß mich gleich wieder hinlegen, ich habe rasende Kopfschmerzen. Übrigens, Papa kommt heute nachmittag vom Seminar zurück, und du könntest ihm seinen Tee kochen. Du weißt ja, wie er ihn gerne mag.«
Merle nickte und fragte dann, ob sie nach den Schularbeiten noch zu Ulla hinübergehen dürfe.
»Ja, aber sei rechtzeitig wieder hier, bevor dein Vater kommt«, antwortete Mama und ging ins Schlafzimmer.

Merle saß an dem großen Tisch im Eßzimmer und stocherte auf ihrem Teller herum. Mama hatte überhaupt nicht bemerkt, daß die Hose über dem Knie eingerissen und blutig war. In der großen Pause war Merle hingefallen und dabei auf die Knie geschlagen. Im Krankenzimmer hatte die Lehrerin ihr dann ein Pflaster auf die große Schürfwunde geklebt.
Als Merle auf den harten Boden des Schulhofs gestürzt war, hatte sie geweint.
Wenn man hinfiel, durfte man weinen.
Und kein Mensch fragte: »Aber Merle! Weshalb weinst du? Was hast du denn?«
Und es schlug ihr auch niemand schnell mit der flachen Hand ins Gesicht oder sagte mit leiser, kalter Stimme: »Hör sofort auf zu weinen! Ich will nicht, daß du weinst! Hör sofort auf!«

Wenn Kinder hinfielen, durften sie weinen. Jeder konnte doch sehen, daß man sich beim Hinfallen wehgetan hatte. Nur Mama schien es nicht zu sehen.

Merle stürzte in letzter Zeit sehr oft und weinte dann. Doch das Weinen half nur für eine kurze Weile. Nicht wirklich, nicht lange. Denn es war nicht möglich, über den wahren Grund der Tränen zu sprechen.
Nie.
Niemand auf der Welt durfte davon erfahren. Die Großeltern nicht. Die Lehrer nicht. Auch nicht Ulla von nebenan, ihre »Manchmal-Freundin«. Und der Mutter durfte man es ebenfalls nicht verraten. Ihr erst recht nicht, und sie würde es sowieso nicht glauben. Sie würde sagen, daß Merle eine Lügnerin sei. Dann gäbe es auch in Mamas Augen Wut und Abscheu.

Merle sah zu den hohen, braunen Fenstern, dann hin zur Wand dazwischen, an der die Pinocchiomaske mit der langen Nase hing. Eine Maske in Blau und Silber.
Als der Vater diese Maske im Sommer aufgehängt hatte, schaute er danach Merle an - mit durchdringenden Augen - und sagte: »Wenn man lügt, wird die Nase immer länger. Nasen werden auch dann immer länger, wenn man Geschichten erzählt, die man nicht erzählen darf.« Seine Stimme hatte leise geklungen und gleichzeitig drohend.
Nein, sie würde keine Geschichten erzählen, die man nie erzählen konnte. Auch, wenn sie schon längst nicht mehr daran glaubte, daß Nasen länger wurden.
Niemals würde sie über das sprechen, was im Arbeitszimmer des Vaters oder im Kinderzimmer immer wieder heimlich geschah. Heimliche Unheimlichkeiten, die weh taten

und große Angst machten. Sie sprach zu niemandem davon. Das war ganz streng verboten.

Nach dem Essen ging sie in ihr Zimmer und setzte sich an die Hausaufgaben. Sie war bald fertig und räumte noch schnell alles weg, was herumlag. Mama wurde sofort ärgerlich, wenn sich Hefte, Bücher, Spielzeug oder Kleidung nicht ordentlich an ihren Plätzen befanden. Im Bad schob sie die eingerissene, schmutzige Hose tief in den Wäschekorb und zog sich eine saubere Jeans an. Sie legte noch einen Zettel in den Flur, daß sie bei Ulla sei, nahm den Hausschlüssel und lief die Treppen hinunter.
»Ich muß nur noch drei Aufgaben ausrechnen«, sagte Ulla. »Du kannst ja solange etwas lesen.«
Merle fühlte sich in Ullas Zimmer wohl, auch wenn dort fast immer alles durcheinander lag. Zwar mußte auch Ulla das Zimmer irgendwann aufräumen, doch ihre Mutter schimpfte selten wegen der Unordnung.
Ulla schlug ihr Heft zu.
»So, jetzt können wir endlich spielen. Möchtest du heute das Monster sein? Ich bin dann das arme Kind und besiege zum Schluß das Monster.«
Merle war einverstanden. Vor einigen Wochen hatten sie sich das Spiel gemeinsam ausgedacht, und es machte immer wieder Spaß, in diese Rollen zu schlüpfen.
Ulla zog die Vorhänge zu, damit es etwas dunkler wurde. Stühle wurden kreuz und quer mitten ins Zimmer gestellt, das sollten die Bäume sein. Und Ulla wanderte dann durch den unheimlichen Wald, während Merle unter dem Tisch hockte und manchmal drohend knurrte. Sie hatte sich ein großes Tuch über Kopf und Schultern gehängt und knurrte immer lauter.

»Ich habe mich verirrt, und ich habe überhaupt nichts mehr zu essen, ich armes Kind«, jammerte Ulla laut. »Ach, wenn mir doch nur jemand helfen würde!«
»Du mußt noch sagen, daß deine Eltern tot sind«, erklärte Merle. »Und daß du ganz allein bist auf der Welt.«
»Und meine Eltern sind tot, meine lieben, lieben Eltern!«
«Nein!« Erneut unterbrach Merle sie. »Deine Eltern waren böse Eltern, und deshalb sind sie jetzt tot!«
»Gut«, sagte Ulla geduldig und sprach dann so, wie Merle es festgelegt hatte.
Sie kroch zwischen den Stühlen umher.
»Gibt es denn keinen Menschen auf der Welt, der mir helfen kann? Ich fürchte mich so sehr!«
»Ich werde dir schon helfen, du dummes Kind«, brummte Merle gefährlich leise. »Gleich werde ich dich fressen. Du kommst gerade richtig, kleine Mädchen mag ich besonders gern. Gleich habe ich dich!«
Sie kroch lautlos unter dem Tisch hervor, kroch vorsichtig hinter Ulla her. Und mit einem Griff erwischte das Monster dann Ulla am Bein.
»Au, das tut weh!« Ulla drehte sich empört um.
»Ein Monster macht immer das, was es will«, knurrte Merle, während sie Ulla auf dem Teppich niederdrückte. »Erst werde ich dich mit meinem Zauberstab verzaubern, in eine Puppe verwandeln. Dann kannst du dich nicht mehr wehren. Und danach fresse ich dich auf, denn solche großen Puppen schmecken mir am besten! Außerdem... du kleine Hexe... außerdem... du bist eine Lügnerin! Lügnerin!«
Die letzten Worte zischte sie, fast boshaft und giftig.
Ulla sah sie überrascht an.
Was für einen Unsinn erzählte Merle heute? Ihr Spiel verlief doch sonst nach ganz anderen Regeln, sie hatten es wie ein

kleines Theaterstück aufgebaut. Und sie war weder eine Puppe noch eine kleine Hexe. Weshalb sagte Merle, daß sie eine Lügnerin sei?
Ulla begriff es nicht.
»Was ist denn los? Weshalb redest du so komisch?«
Erschrocken legte Merle die Hände auf den Mund. Langsam zog sie sich das Tuch vom Kopf.
»Ich möchte lieber nicht mehr unser Monster-Stück spielen«, meinte sie dann zögernd und fragte, ob sie nicht etwas anderes zusammen machen könnten.
Ulla schaute ihre Spiele-Sammlung durch und holte den Malefiz-Kasten aus dem Regal.
Sie zog die Vorhänge beiseite, räumte den Tisch etwas frei, und die beiden Mädchen spielten weiter. Merle ließ Ulla jedesmal gewinnen. Sie ließ sie absichtlich gewinnen, weil Ulla sich darüber sehr freute und dann sicher öfter Lust hatte, mit ihr zu spielen. Sie würde dadurch möglicherweise auch das »Monsterspiel« von heute nachmittag vergessen.
Draußen kam die Dämmerung.
Merle mußte dann nach Hause gehen.
Mama schlief immer noch.
Gleich würde der Vater kommen. In der Küche setzte Merle den Wasserkessel auf den Herd.
»Du bist die beste Teeköchin der Welt«, hatte Papa einmal gesagt.
Sie hörte, wie unten die Haustür aufgeschlossen wurde und seine Schritte auf der Treppe zu hören waren. Merle klapperte sehr laut mit dem Teegeschirr. Vielleicht wachte die Mutter von dem Lärm auf? Doch im Schlafzimmer blieb es still.

In einer halben Stunde würde es Abendbrot geben.
Merle saß regungslos auf ihrem Bett.

Sie hörte, wie der Vater pfeifend über den Flur ging, ins Badezimmer.
Sie wischte ihre Hand an der Bettdecke ab, doch das Gefühl, schmutzig, so entsetzlich schmutzig zu sein, verschwand nicht. Mit der anderen Hand nahm sie ihren Lieblingsteddy in den Arm.
»Ich verrate dir was, Pelle«, sagte sie leise, »aber du darfst es niemandem erzählen! Es gibt nämlich überhaupt keine Merle, die solche Sachen erlebt.«
Aufmerksam schaute sie den großen Bären an. Wenn sie allein im Zimmer war, konnte der Bär wirklich sprechen. Sie mußte sich dann nur Mühe geben, um ihn verstehen zu können.
Der große Bär nickte. »Ich habe ganz genau aufgepaßt. Du warst gar nicht im Zimmer. Du hast nicht auf dem Bett gelegen. Das warst nicht du!«
Er dachte nach und sagte weiter: »Ich weiß jetzt - auf dem Bett hat eben nur eine große Puppe gelegen, die genauso aussah wie du. Es war eine Merle-Puppe, der das passiert ist. Es war nur eine Puppe! Dir hätte das bestimmt wehgetan!«
Merle antwortete sehr langsam. »Aber eine Puppe kann nicht fühlen, wenn ein Vater so etwas mit ihr macht.«
Sie rollte sich zusammen. Nur die Hand, die sich noch so schmutzig anfühlte, die ließ sie weit aus dem Bett hängen. Es schien so, als ob die Hand nicht zu ihr gehörte, sie war nicht da.
Mit der anderen Hand drückte sie den Bären fest an sich.
»Weißt du was, Pelle? Ich glaube, daß die Puppe solche Sachen auch nicht mag. Sie will das nicht. Sie zerbricht in lauter kleine Stücke.«
»Tut es der Puppe doch weh?« fragte der Bär. »Merkt sie vielleicht doch etwas davon?«

Merle hatte Tränen in den Augen.
»Mir tut die Puppe so leid«, flüsterte sie. »Ich weiß, daß sie doch fühlen kann. Ihr tut innen drin alles so weh. Und mir jetzt auch. Aber wenn es nur eine Merle-Puppe ist - weshalb tut es mir jetzt auch weh, Pelle?«
Doch der große Bär schwieg. Er antwortete nicht mehr.
Mit zusammengebissenen Zähnen schüttelte Merle heftig den Kopf. Das, was der Vater eben getan hatte, mußte man wegschieben. Vergessen. Nicht mehr daran denken. Vielleicht war es möglich, sich vorzustellen, daß es in ihrem Zimmer einen unsichtbaren Schrank gab. Mit vielen Schubladen, die außer ihr niemand sehen konnte.
Sie sah den unsichtbaren Schrank fast vor sich stehen. Und in eine der nicht sichtbaren Schubladen legte sie nun das schlimme, unheimliche »Vater-Spiel« hinein. Diese Schublade würde sie nie mehr öffnen. Das konnte man nicht ertragen. Das war verboten.

Im November hatte Merle ihren elften Geburtstag gefeiert. Sie erinnerte sich schwach daran, daß es auch andere Zeiten mit ihrem Vater gegeben hatte - andere »Spiele«. Doch jetzt schien es manchmal so, als ob das schreckliche, unheimliche Geheimnis schon immer in ihrem Leben gewesen sei.
Irgendwann einmal hatte der Vater gesagt, daß sie nie etwas von dem Geheimnis zwischen ihnen beiden verraten dürfe.
»Nie im Leben, hörst du! Und hör auf zu weinen! Ich will nicht, daß du weinst! Weinen bringt nichts! Hör sofort auf!«
Die drohend leise Stimme und das unvermittelte, kurze Schlagen des Vaters taten weh. Seine Augen sahen ganz kalt aus. Er sagte nichts weiter, Merle jedoch spürte seine große Wut. Weshalb sah der Vater so zornig aus? Was hatte sie getan, daß er so wütend wurde?

Und die Mutter?
Sie merkte nichts.

Mama war wie ein eisiger Schatten, den man nicht fassen oder berühren konnte. Wenn Merle in der Schule war oder allein im Kinderzimmer oder auf dem Dachboden saß, versuchte sie manchmal, sich vorzustellen, wie das Gesicht der Mutter aussah. Sie schloß die Augen und dachte verzweifelt an das Wort »Mama«, doch niemals erschien das Gesicht ihrer Mutter.

Merle wußte einfach nicht, wie sie aussah. Scheinbar gab es sie dann nicht mehr, obwohl sie da war.

Wann hatte sie Merle zuletzt wirklich in die Arme genommen? Wann hatte sie sie gestreichelt und dabei hin und her gewiegt? Wann hatte Mama sie das letzte Mal ins Bett gebracht, bei ihr gesessen und ihr eine Gutenacht-Geschichte vorgelesen?

Sie schob Merle sachte weg, wenn sie umarmt werden wollte. Oft sagte sie »Nein«, schon bevor Merle etwas fragte. Das »Nein« stand wie ein hoher Stein fest in der Luft. Sie hörte selten wirklich zu, wenn Merle etwas erzählte. Ihre Antworten kamen kurz und schnell.

War sie mit Papa zusammen, lächelte sie beständig, ganz gleich, was sie sagte oder von Papa hörte. Weshalb war Mama ein lächelnder, eisiger Nebelschatten?

Nie kam sie in das Kinderzimmer, wenn der Vater zu Merle hineinging. Sie betrat nie das Arbeitszimmer, wenn Merle beim Vater war.

Sie verhielt sich so, als sehe und höre sie nichts. Als ob sie mit allem einverstanden sei, was geschah. Oder sah sie tatsächlich nichts?

So sehnsüchtig Merle es sich auch wünschte, sie hatte keine

Mutter. Es war so, als ob Merle ganz allein mit dem Vater auf der Welt lebte. In einer Welt, die von der übrigen Welt abgetrennt war durch schwere, hohe Mauern. Sie selbst konnte die Außenwelt durch die gläsernen Mauern hindurch sehen. Doch die Außenwelt sah nicht zu ihr zurück.

Sehr oft hatte Merle in der vergangenen Zeit erlebt, daß sich ihre Eltern stritten. Anfangs waren es verdeckte Streitereien gewesen. Papas Augen füllten sich dann mit Tränen. Sein Mund - zunächst fest zusammengepreßt - begann zu zittern. Und danach sprach er mit leisen, häßlichen Worten zu Mama. Mama gab böse Worte zurück. Lief nach einer Weile ins Schlafzimmer.

Häufig geschah es, daß sie sich während des Essens stritten. Merle, die zwischen den Eltern saß, fühlte sich dabei ganz hilflos. Für sie war es so, als ob sich ihre Eltern mit diesen leisen Worten schlagen würden.

Worte können manchmal schlimmer schlagen als wirkliche Hände, dachte Merle.

Weshalb gab es immer mehr Streitigkeiten zwischen ihren Eltern? Und weshalb verhielten sie sich so, als ob Merle nicht dabei säße? Sie selbst versuchte dann, sich innerlich die Ohren zuzuhalten.

Die Eltern schienen sich danach wieder zu vertragen. Als ob nie etwas Böses geschehen sei. Mama lachte heiter, und Papa brachte am nächsten Tag ein kleines Geschenk für Mama mit. Für einige Tage sah es so aus, als ob sie sich wieder gern hatten. Doch dann kam es erneut zu den verborgenen Wortwechseln, die auf Merle wie schleichend vergiftende Verletzungen wirkten.

Immer wieder Streit zwischen den Eltern. Eine Mutter, die man nicht umarmen konnte, die lächelnd oder schweigend

wegsah. Und ein heimlich unheimliches Geheimnis mit ihrem Vater, das sie mehr und mehr in Angst und Entsetzen warf.
Weshalb war das alles in ihr Leben gekommen?
Sie hörte ihren Vater rufen.
»Komm jetzt, Merle! Wir wollen essen!«
Langsam stand sie auf und ging ins Eßzimmer. Wenn alle am Tisch saßen, hatte Merle ihren Platz an der Wand. Unter der blausilbernen Pinocchiomaske mit der langen Nase.

Vor der Haustür wartete Ulla, um mit Merle zusammen zur Schule zu gehen. Sie war schon ganz ungeduldig.
»Hei, weißt du was?« Sie lachte. »Meine Brüder fahren morgen mit Papa zu unseren Großeltern. Und Mama hat erlaubt, daß ich jemanden einlade zu uns, auch zum Übernachten. Und ich hätte Lust, mit dir mal wieder richtig lange zu spielen. Wir könnten uns verkleiden. Mama gibt uns ihre Schminksachen. Und ihre Röcke, Blusen und auch ihre Kleider, die sie anzieht, wenn sie und Papa in ein Konzert oder ins Theater gehen. Kommst du?«
»Vielleicht«, antwortete Merle. »Aber ich muß erst fragen, ob ich darf.«
»Ihr wohnt doch gleich nebenan. Da kann deine Mutter doch bestimmt nichts dagegen haben. Und jetzt laß uns laufen. Sonst kommen wir zu spät. Und dann meckert Herr Stein wieder.«
Sie rannten los und kamen gerade noch rechtzeitig zur ersten Stunde.

»Merle Adam«, sagte Herr Stein laut. »Wo bist du mit deinen Gedanken? Hier vorn findet der Unterricht statt. Wach mal bitte kurz auf und lies uns die zwei Seiten vor!«

Alle lachten, und Merle schrak zusammen.
»Wir sind auf Seite 72«, flüsterte Ulla.
Mit rotem Kopf blätterte Merle im Lesebuch und las dann aus dem Text »Der kleine Prinz«. Es war die Stelle, wo der kleine Prinz den Fuchs traf.
Der kleine Prinz suchte auch Freunde, schien auch ganz allein zu sein - genauso wie sie. Sie kannte das Buch vollständig. Es stand zu Hause in ihrem Bücherregal. Zum Schluß der Geschichte ließ sich der kleine Prinz von einer giftigen Schlange zu Tode beißen.

Nach dem Deutschunterricht gab es eine »Regenpause« im Klassenzimmer, denn draußen goß es in Strömen. Die Kinder alberten zwischen Stühlen und Tischen, und Ulla tobte mit Jonas herum.
Merle hätte gern mitgespielt, doch die Kinder wandten sich schnell ab. Hörten selten zu, wenn sie etwas sagte. Spielten anderes. Und Ulla sah sie wohl doch nicht als wirkliche Freundin an, wenn sie jetzt mit Jonas spielte.
Ich möchte eine richtige Freundin haben, dachte Merle, als sie so allein am Schultisch saß und auf einem Blatt ein Hasengesicht nach dem anderen zeichnete. Sie wünschte sich eine Freundin für immer.
Ulla hatte es gut. Jeder mochte sie, auch die Jungen, und sie wurde fast zu jedem Geburtstag eingeladen. Und Ulla hatte ganz andere Eltern. Zwar gab es auch in ihrer Familie gelegentlich Ärger, Krach, Streit und Tränen - Merle hatte es schon erlebt. Aber dort schienen es andere Streitereien zu sein. Nicht vergiftend. Auch wenn jeder Streit, ganz gleich wo, auf sie jedes Mal fast lebensbedrohend wirkte. Und es gab keine »heimlichen Unheimlichkeiten«, das wußte sie ganz genau. Sie konnte es fühlen.

Merle träumte hin und wieder davon, daß Ullas Eltern sie adoptieren würden.
Denn - vielleicht waren Papa und Mama gar nicht ihre wahren Eltern. Vielleicht war sie bei ihnen als Baby abgegeben worden. Oder sie hatten sie gefunden. Möglicherweise lebten ihre echten Eltern an einem ganz anderen Ort, suchten sie und würden sie eines Tages dann wirklich nach Hause holen. Vielleicht war es aber auch so, daß sie eben niemand hatte haben wollen. Kürzlich hatte sie ein Buch über ein Kind gelesen, das als Baby vor einem Haus - in einer Tragetasche - gefunden wurde. Das Baby war dann zu Pflegeeltern gekommen. Pflegeeltern, die nicht sehr freundlich zu ihm waren.
Merle wünschte sich solche Eltern, wie Ulla sie hatte. Doch vielleicht war sie nicht gut genug für solche Eltern.
Es klingelte zur nächsten Stunde.

Als Merle nach dem Unterricht wieder zu Haus war, suchte sie gleich ihre Mutter. Mama saß bereits im Eßzimmer, und Papa kam aus der Küche.
»Heute habe ich gekocht«, sagte der Vater. »Es gibt Nudeln mit Fleischklößchen in Tomatensoße.«
Merle aß und fragte dann, ob sie am Sonnabend bei Ulla übernachten dürfe.
Etwas zögernd meinte Papa: »Ja, weshalb nicht? Aber du gehst erst morgen nachmittag hinüber.«
Nach dem Essen räumte Mama den Tisch ab und sagte, daß sie gleich noch in die Stadt gehen müsse - die alten Telefonbücher sollten im Postamt umgetauscht werden, und anschließend müsse sie einiges einkaufen. Sie hielt eine lange Einkaufsliste in der Hand.
»Eigentlich wollte ich mit euch beiden ja einen gemütlichen

Nachmittag haben«, sagte Papa, kurz zog er die Augenbrauen zusammen.
Wenn sie aus der Stadt zurückkäme, würde sie Kuchen mitbringen, seinen Lieblingskuchen, den er so gern äße, versprach Mama fröhlich. Und Merle könne bis dahin mit ihren Schularbeiten fertig sein.
»Aber morgen haben wir keinen Unterricht.«
»Dann lies etwas oder male.«
Mama zog sich ihren Mantel an, nahm die Tasche mit den Telefonbüchern und ging. Merle saß noch am Tisch, mit gesenktem Kopf.
»Du kannst auch bei mir malen«, sagte der Vater.
Schnell sah sie in sein Gesicht.
Er stand auf. Nahm sie mit in sein Arbeitszimmer.
Sie wäre am liebsten fortgelaufen, und gleichzeitig war sie wie gelähmt.
Doch Fortlaufen war nicht möglich. Die Hand des Vaters lag wie eine nicht sichtbare Klammer zugleich nachdrücklich und weich auf ihrer Schulter.
Konnte sie heute tatsächlich malen? Oder würde nun wieder das passieren, was die Kehle wie mit einem Strick zuschnürte und sie selbst zersplittern ließ?
Im Arbeitszimmer stand am Schreibtisch auch ein Stuhl für sie. Dort saß sie oft und zeichnete und malte, ohne daß etwas Unheimliches geschah.
Im Arbeitszimmer war auch ein großes, weiches Sofa.
Der Vater setzte sich auf das Sofa.
»Komm ein bißchen her zu mir, Merle«, hörte sie die Stimme sagen.
Wie eine aufgezogene Puppe ging sie zum Sofa hin. Und dann sah und fühlte und hörte sie nichts mehr.

Später saß sie im Kinderzimmer am Tisch. Sie holte ihr Tagebuch. Sie schrieb schon seit drei Jahren Tagebücher. Die Tagebücher waren für sie etwas Ähnliches wie der unsichtbare Schrank. Denn Merle versuchte, so im Tagebuch zu schreiben, daß niemand wissen konnte, was sie wirklich beschrieb. Eigentlich fast »unsichtbare« Texte. Das, was dort stand, bedeutete jeweils das Gegenteil von dem, was tatsächlich geschehen war.

Wenn sie schrieb: »Heute in der Schule war es ganz toll. In der Pause habe ich mir mit Ulla, Nadine und Jonas Super-Spiele ausgedacht. Papa hat zusammen mit mir ein ganz großes Bild gemalt. Ich habe viel Spaß dabei gehabt...« - so hieß das für sie: »In der Schule ist es ganz schrecklich gewesen. Die anderen lassen mich in den Pausen fast nie mitspielen. Und Papa macht Sachen mit mir, bei denen ich dann wie tot bin. Manchmal wünsche ich mir sogar, daß ich tot bin!«

Doch sie war sich nicht unbedingt sicher, ob auch niemand den verschlüsselten Text verstehen würde, wenn er ihn fand. Für das, was vorhin geschehen war auf dem großen, weichen Sofa - dafür konnte sie im Augenblick keine entgegengesetzten Worte finden. Also besser, jetzt nicht zu schreiben. Sie schob ihr Tagebuch wie gewohnt unter die Matratze. Die Mutter würde es da nicht finden.

Immer dann, wenn ein Buch vollgeschrieben war, vergrub sie es unbeobachtet ganz tief an bestimmten Stellen in den Wallanlagen. Doch das Tagebuch »Nummer 15« enthielt noch leere Seiten.

Weshalb hatte es heute wieder das entsetzliche »Vater-Spiel« gegeben? Oft versuchte sie, im voraus zu erkennen, ob der Vater gleich solch ein Spiel von ihr verlangen würde. Gelegentlich konnte sie es an seinen Augen, an den Muskeln sei-

ner Wangen oder an den Bewegungen seiner Hände sehen. Wenn die schrecklichen Spiele geschahen, sagte er selten etwas dabei. Hin und wieder standen sogar Tränen in seinen Augen. Liefen über sein Gesicht. Die Tränen begriff Merle überhaupt nicht. Weshalb weinte er?
Etwas später kamen dann plötzlich noch verurteilende Worte von ihm, die so entsetzlich schmerzten, für Merle wie Schläge waren. Worte wie »Lügnerin«, »überhebliche, kleine Hexe«, »infam«, »schamlos« und noch mehr. War sie dies alles wirklich? Wenn er das sagte, mußte es doch stimmen.
Einige Male hatte er sehr, sehr leise und zugleich fast böse gesagt: »Wenn es dich nur nicht gäbe!«
Diesen Satz legte sie nicht in ihren unsichtbaren Schrank. Sie schrieb ihn unverschlüsselt in das Tagebuch. Und dieser Satz lief ständig hinter ihr her. »Wenn es mich nur nicht gäbe! Wenn es mich nur nicht gäbe! Wenn es mich nur nicht gäbe!«
War sie schuld, daß Vater und Mutter so waren, wie sie waren? Das taten, was sie taten? Es mußte einen Sinn geben, daß die heimlichen Unheimlichkeiten mit ihr und an ihr geschahen. Trug sie die Schuld an dem, was der Vater von ihr verlangte, mit ihr tat? Weshalb sah Mama nichts? Sie hatte ihre Eltern doch lieb? Jedes Kind liebte seine Eltern.

Die Wut, die Merle immer stärker werden fühlte - für wen war die Wut, dieser Haß? Für den Vater? Für die Mutter? Aber man durfte seine Eltern doch nicht hassen, nicht voller Zorn auf sie sein.
Gelegentlich machte der Vater doch auch schöne Sachen mit ihr, die nicht geheim bleiben mußten. Sie gingen auf das Stadtfest oder zum Pizzaessen. Im Arbeitszimmer malte sie Bilder, die er bewunderte und an die Wand hängte. Ohne, daß etwas auf dem Sofa geschah.

Neulich hatte er mit ihr eine Ausstellung besucht, um ihr die Bilder eines berühmten Malers zu zeigen und zu erklären. Der Maler hieß Cezanne, und sie war ganz beeindruckt gewesen von den Bildern. Papa hatte ihr dann ein Plakat dieses Malers gekauft - »Die Bucht von Marseille« - und es hing über ihrem Bett. So wollte sie später auch einmal malen können. Und der Vater hatte ihr beigebracht, wie man Fahrrad fuhr und Schlittschuh lief.

Merle biß an ihren Fingernägeln herum.

Angst und Wut kletterten immer höher. Sie hätte manchmal gern davon erzählt. Oder einfach nur ganz laut geschrien. Davon, daß die Kehle wie zugedrückt war. Von dem Klebrigen, das vom Vater kam. Von dem überwältigenden Gefühl, böse, dreckig und schlecht zu sein.

Doch wenn sie es erzählen würde, würde ihr niemand glauben. Außerdem würde dann etwas Furchtbares geschehen. Und jeder würde wissen, daß sie bei den heimlichen Spielen mitgemacht hatte.

Wie hatte es begonnen? Es schien, als ob ein schwarzes Tuch alles bedeckte, was in Merles Leben geschehen war. Und nur gelegentlich - wie von einem Blitz erhellt - stand da plötzlich ein Ereignis von früher vor ihren Augen.

Sie erinnerte sich, daß sie als kleines Mädchen einmal an dem alten, etwas verstimmten Klavier gesessen hatte. Vor sich hatte sie das Märchen »Der Froschkönig« hingestellt, als ob es zugleich auch ein Notenheft sei. Sie wußte den Text auswendig. Und während sie die gesamte Geschichte Wort für Wort sang, spielte sie auf dem Klavier Melodien dazu, die sie sich ausgedacht hatte. Laut, leise, langsam, schnell, weich, hart, traurig, heiter, böse. Wie es der Inhalt des Märchens für sie verlangte.

Schräg hinter ihr saß Papa damals auf dem Sofa. Schweigend, voller Staunen hatte er ihrem langen Singspiel zugehört.

Und nun? Sie wußte nicht mehr, was sie denken sollte. Es war alles, alles verkehrt. Wenn man seinen Vater liebhatte, dann hieß das »große Schmerzen haben - innen und außen«? Das hieß dann »niemals darüber sprechen«?

Sie wünschte sich so sehr, von ihrem Vater wirklich liebgehabt zu werden. Sie wünschte sich, ihren Vater wirklich liebhaben zu können.

Und man konnte nicht »Nein« zu ihm sagen. Man durfte nicht »Nein« sagen.

Wenn der Vater einen liebhatte, bedeutete es, vor Angst und Wut fast zu ersticken? Wie mußte sie sein, damit es nicht mehr zu heimlichen Unheimlichkeiten, kurzen Schlägen und vergiftenden Worten des Vaters kam? Weshalb hatte sie das Gefühl, immer wieder eine andere Merle werden zu müssen?

Papa war gut und lieb. Alle sagten das, auch Mama. Die Schüler und Lehrer an der Schule, in der er arbeitete, schienen ihn ebenfalls sehr zu mögen und bewunderten ihn. Sie mußte böse und verkehrt sein.

Es lag allein an ihr. Sie war ein schlechtes, verdorbenes Mädchen. Es war richtig, daß all die schlimmen Dinge mit ihr geschahen.

Und - wenn es sie nicht mehr gäbe, war es für den Vater sicher nicht länger notwendig, solche Spiele zu machen.

Sie nahm sich ihren großen Malblock und begann, eine Bildergeschichte zu zeichnen. Eine Geschichte, die davon erzählte, wie es war, als ein elfjähriges Mädchen aus einem Wintergartenfenster herabstürzte und dann starb.

Am Samstagnachmittag packte Merle dann ihren kleinen Rucksack. Sie nahm Pelle unter den Arm und verabschiedete sich.
»Viel Spaß.«
Und der Vater sagte noch, daß sie sich gut benehmen solle.
Ulla erwartete sie bereits.
»Ich habe mein Zimmer total umgeräumt. Mama hat es erlaubt, aber nur, wenn wir hinterher alles wieder richtig hinstellen.«
Ullas Mutter erschien und begrüßte Merle freundlich.
»Ich weiß schon, daß ihr heute ein großes Verkleidungsfest feiern wollt«, sagte sie. »Seht nur zu, daß ihr möglichst nicht alles durcheinander bringt. Ich lasse euch jetzt allein. Wenn ihr irgend etwas braucht, müßt ihr es sagen.«
»Können wir gleich an deinen Schrank gehen?« fragte Ulla. »Und gibst du uns jetzt deine Schminksachen?«
Ihre Mutter nickte.
Die Mädchen verschwanden im Schlafzimmer und öffneten den großen Kleiderschrank. Sie zogen sich immer wieder um, rannten zum Spiegel und lachten über sich selber. Für eine Weile stellten sie sich vor, daß sie sehr elegante Damen seien - wie sie es von der Werbung des Fernsehens her kannten. Ernsthaft und dann unter großem Gelächter wiederholten sie die Werbesprüche und verdrehten dabei den Sinn der Sätze. Aus Teetassen tranken sie Cola, mit abgespreiztem, kleinem Finger, und spazierten in hohen Stöckelschuhen auf und ab. Im Badezimmer schminkten sie sich, bis Ullas Mutter sie fast nicht mehr wiedererkannte.
»Und jetzt gehen wir so verkleidet und angemalt einmal um die Häuser«, sagte Ulla.
Merle wollte zunächst nicht mitgehen. Es war ihr etwas unangenehm, doch Ulla blieb hartnäckig.

»Sei doch kein Angsthase«, meinte sie. »Und wenn die Leute über uns lachen, lachen wir einfach zurück.«
Danach spielten sie, daß sie Schwestern seien, die ohne Eltern aufwachsen mußten. Merle war eine ganz kleine Schwester, drei Jahre alt, und Ulla mußte sie vor allem Gefährlichen auf der Welt beschützen.

Nach dem Abendessen blieben sie länger auf, als es sonst üblich war. Sie hörten Kassetten und tanzten zur Musik, Merle zeichnete auf Wunsch Phantasietiere, und zum Ende zeigte die Mutter ihnen, wie sie sich abschminken konnten.
Merle lag auf einer Matratze neben Ullas Bett. Und vor dem Einschlafen redeten sie noch über alles mögliche, von Bett zu Bett. Merle versuchte dabei, all das gut zu finden, was auch Ulla gut fand. Sie wünschte sich so sehr, daß Ulla zu einer Freundin für immer würde.
Irgendwann klopfte die Mutter an die Tür und kam ins Zimmer. »So, ihr beiden Micky-Mäuse«, lachte sie. »Jetzt schlaft ihr aber wirklich.« Sie gab Ulla einen liebevollen Kuß und strich Merle kurz durch das Haar. Merle zuckte zusammen.
Ulla schlief schon, Merle noch nicht. Leise stand sie auf, ging zum Fenster und schob die Gardinen zur Seite. Da war das Nachbarhaus, in dem sie mit ihren Eltern wohnte. Ob sie dort auch schon schliefen?
Schade, daß sie morgen wieder hinübergehen mußte. Es war ein so schöner Sonnabend gewesen. Sie hatte überhaupt nicht bemerkt, wie schnell die Stunden vergingen. Hier in Ullas Familie war alles ganz anders. Vielleicht konnte sie ja doch wirklich noch Ullas beste Freundin werden.
Merle legte sich wieder auf die Matratze, eng zusammengezogen, hielt den großen Bären fest im Arm und schlief dann auch ein.

Am Sonntagnachmittag, gerade als Merle alles wieder in den Rucksack packte, was sie zum Übernachten gebraucht hatte, kamen Ullas Vater und die zwei kleineren Brüder zurück. Und Merle sah das, was sie in dieser Familie schon oft erlebt hatte. Die Eltern küßten sich fröhlich, Ulla rannte ihrem Vater in die weit geöffneten Arme, und alle schienen sich zu freuen, einander wiederzusehen.

Merle stand da mit gesenktem Kopf. Die langen Ponyfransen fielen über ihre Augen.

»Hallo, Merle«, lachte der Vater. »Hattet ihr hier auch ein so schönes Wochenende?«

»Ja, und danke für alles«, antwortete sie leise.

»Es war absolut toll«, erklärte Ulla. »Merle und ich haben unheimlich viel Spaß gehabt und uns nicht ein einziges Mal gestritten.«

»Dann besuch Ulla doch öfter«, meinte der Vater.

»Du kannst wirklich häufiger zum Übernachten kommen«, sagte auch Ullas Mutter. »Natürlich nur, wenn du magst. Soll ich deine Eltern fragen, ob sie damit einverstanden sind?«

Merle schüttelte heftig den Kopf. »Lieber nicht, ich frage selber.«

Sie verabschiedete sich und ging langsam die Stufen hinunter.

Merle stand am Fenster im Wohnzimmer und sah hinaus. Ein wilder Sturmwind fegte über die Stadt, durch die Straßen. Sie liebte solche Stürme. Papa, der aus seinem Arbeitszimmer gekommen war, stellte sich neben sie und fragte, ob sie Lust habe, mit ihm um den großen See herumzulaufen. Sein Gesicht sah weich und liebevoll aus. »Ich habe auch Spaß an solchen Stürmen.«

Er zog seine braune Lederjacke an, und Merle schlüpfte in

ihren dicken Kapuzenmantel. Mama blieb zu Hause, weil noch Besuch kommen würde.
Es war kalt. Bei diesem Sturm war kein Mensch am See. Hier und da lagen noch Reste von Schnee. Brausend fegte der Wind durch die Bäume. Äste bogen sich. Die Wolken wurden vom Sturm über den Himmel getrieben und auseinandergerissen.
Merle sah in das graue, wilde Wasser, sah zu den Wolken hinauf. Hob die Arme in die Luft. Das Laufen gegen den Sturmwind war fast wie ein greifbarer Kampf, der jedoch nicht wehtat. Sie fühlte sich vom Wind geschoben, gehalten - dann wieder warf er sie fast um. Sie vermochte ihn beinahe zu greifen. Sie rannte voraus und lief dann wieder zurück.
»Vielleicht kann ich gleich fliegen«, lachte sie.
Der Sturm hatte sich nach einiger Zeit etwas beruhigt, und Papa wanderte mit Merle weiter um den großen See herum. Ihre kleine Hand lag in seiner großen Hand, und während des langen Spazierganges erzählte er ihr das Märchen von Rapunzel. »Es ist mein Lieblingsmärchen, weißt du.«
Merle hörte seiner sanften, weichen Stimme zu, lief durch die Welt, fühlte sich lebendig. So wie an diesem Tag, so war es schön. Jetzt empfand sie sich als erwünscht, willkommen, und unter der Kapuze schaute sie ihren Vater mit dankbaren Augen an.
Zu Hause wartete bereits der Besuch, und auf dem Tisch stand heißer Tee.

Der Frühling kam, und mit ihm die Osterferien. Ulla war mit ihrer Familie weggefahren. Merle spielte manchmal im Vorgarten oder auch in den Wallanlagen. In ihrem Zimmer zeichnete oder schrieb sie.
Da gab es zu Hause wieder so viele Stunden und Tage, die

angefüllt waren mit verborgenen Schrecken. Sie versuchte, alles Schmerzende wegzuschieben, auszulöschen. Versuchte, nur das Gute zu behalten. Oft saß sie auf dem kleinen Dachboden und las.
Immer häufiger kam es zwischen ihren Eltern zu den Streitigkeiten - schlugen sie sich wieder mit Worten. Papas Stimme wurde dabei zorniger und lauter. Manchmal weinte er. Oder ging voller Wut hinaus, warf krachend die Tür hinter sich zu. Und Mama sah aus, als ob sie fürchtete, gleich tatsächlich von ihm geschlagen zu werden. Von ihr gab es ebenfalls laute und böse Worte.
Selbst wenn Merle in ihrem Zimmer war, konnte sie all das hören. Und wenn sie auf dem Dachboden saß, so hatte sie den Eindruck, als ob die Wellen des Streites bis hinauf zu ihr stiegen.

Merles Verwirrung wuchs, und mehr und mehr sammelten sich beklemmende Fragen, auf die sie keine Antwort wußte. Weshalb gab es das so zerstörerische Muster von liebevoller Wärme, abgelöst durch klirrende Kälte?
Sie fürchtete sich vor jedem neuen Aufwachen. Wieder und wieder gab es die entsetzlichen »Vater-Spiele«.
Hinterher verhielt sich der Vater immer so, als habe es nie heimliche Unheimlichkeiten mit Merle gegeben. Und auch nicht die kurzen, scharfen Schläge durch seine Hände und mit seinen schlimmen Worten. Am nächsten Tag stand er dann da und lachte, als ob nie etwas geschehen sei. Ging mit ihr und Mama ein Eis essen. Machte mit beiden einen Spaziergang über die Wallanlagen in die Fußgängerzone der Stadt hinein.
Alles das erlebte sie so, als ob sie abwechselnd in einen eisigkalten, schwarzen Abgrund und danach in einen kochend-

heißen, brodelnden Sumpf gestoßen würde. Dazwischen Tage und oft auch Wochen mit Lachen und Wärme vom Vater. Immer wieder. Im Wechsel. Wärme. Kälte. Wärme. Kälte. Wechsel, die sie täglich mehr und mehr verstörten und verängstigten. Nicht zu durchschauende, verwirrende Wechsel.
Und Mama saß wieder lächelnd an seiner Seite. Vielleicht machte sie es auf eine gewisse Art so ähnlich wie Merle selbst. Denn auch Mama schaute Papa manchmal so an, als wollte sie versuchen, im voraus zu erkennen, wie er sich gleich verhalten würde.
Er las sehr gern seine Texte vor, die er zu bestimmten Themen schrieb. Und oft hatte Merle den Eindruck, als ob Mama sich dann wie ein kleines Mädchen verhielt. Sie hörte aufgeregt zu, lobte ihn beständig, schien begeistert und fasziniert zu sein von dem, was er vorlas. Immer wieder nickte sie mit dem Kopf und wiederholte zwischendurch schnell einige Worte, die er gerade gesagt hatte.
Häufig saß auch Merle dabei, wenn er etwas vorlas. Papa hatte es sehr gern, wenn er so bewundert wurde.

Sie wünschte sich, in diesen Wochen ebenfalls verreisen zu können - vielleicht zu den Großeltern auf die Insel - wie im letzten Frühjahr. Doch der Vater ließ es dieses Mal nicht zu.
»Wir haben zur selben Zeit Ferien«, sagte er zu Merle. »Als Lehrer muß ich aber auch in den Ferien manchmal arbeiten. Und wenn ich dann zwischendurch Zeit habe, möchte ich, daß wir etwas gemeinsam unternehmen.«

Sie machten eine große Fahrradtour, für die Mama ihnen einen Picknick-Korb vorbereitete. Mama würde nicht mitfahren. Sie hatte einen Termin beim Augenarzt und konnte nicht sagen, wie lange es dort dauern würde.

Merle schaute unter ihren langen Ponyfransen kurz hoch zur Mutter. Drehte sich dann um und ging langsam an der Hand des Vaters hinaus.
Es war ein warmer Tag mit einer hellen Aprilsonne. Papa und Merle fuhren los, hinaus aus der Stadt. Überall blühte es. Sträucher und Frühlingsbäume zeigten ihre unterschiedlichen Grüntöne. Später würde der Sommer die Grüntöne etwas verwischen.
Am liebsten wäre Merle weiter und weiter gefahren, bis ans Ende der Welt.
Doch irgendwann hörte sie, wie der Vater rief. »Halt, hier steigen wir ab.«
Sie kannte diese kleine, stille Wiese mitten im Wald. Im vergangenen Jahr hatten sie hier gelegentlich angehalten. Sie kannte den Platz sehr gut.

Am späten Nachmittag kehrten sie wieder nach Hause zurück. Mama kam aus dem Wintergarten, mit der Gießkanne in der Hand.
»Hattet ihr beide einen schönen Tag?« fragte sie.
»Es war herrlich, du hättest vielleicht doch mitfahren und den Arzttermin verschieben sollen«, antwortete der Vater und legte für einen kurzen Augenblick seine Hand auf Merles Kopf. Dann brachte er den Picknickkorb in die Küche.
Merle ging ins Badezimmer und schloß die Tür fest ab. Schnell schaute sie sich im Spiegel an. Sah dann wieder weg. Sie konnte fast nichts mehr an sich leiden, auch ihr Gesicht nicht. Oder war es das Gesicht der großen Puppe, wie Pelle - der große Bär - es einmal gesagt hatte?
Wieder schaute sie in den Spiegel.
Da stand die Puppe. Sie sah so häßlich aus. Lange Ponyfransen hingen bis zu den Augen.

Merle legte die Arme weit nach hinten auf den Rücken. Nun war die Puppe ohne Arme und Hände.
»Du bist selber schuld«, sagte sie zu der Puppe im Spiegel. »Jetzt hast du keine Arme mehr. Und deinen Mund nehme ich dir auch noch weg.«
Fest preßte sie die Lippen aufeinander.
»Bestimmt kann jeder sehen, was für eine schlechte, böse Puppe du bist.« Sie sprach mit kalter Stimme zu ihrem Spiegelbild. »Und dein Vater kann sogar in dich hineinsehen! Er weiß alles, was du fühlst und was du denkst. Du bist außen schmutzig und innen schmutzig! Schmutzige, kleine Hexe! Du bist eine verdorbene, kleine Hexe, die ihren Vater...! Überhebliche, kleine Hexe!«
Im Spiegel liefen einige Tränen über das Gesicht der Puppe.
»Was machst du so lange im Badezimmer?« rief die Mutter von draußen.
Erschrocken wandte sich Merle vom Spiegelbild ab, wischte sich über das Gesicht und schloß die Tür auf. Dann lief sie, an Mama vorbei, ins Kinderzimmer.

Merle wurde stiller und stiller.
Die Schule hatte wieder begonnen. Gelegentlich spielte Ulla mit Merle, doch meistens verabredete sie sich mit anderen Kindern. Merle war während der Osterferien wieder so seltsam geworden, und sie dachte sich sehr sonderbare Spiele aus.
Neulich waren sie zusammen in den Botanischen Garten gegangen. Eigentlich war es für Kinder verboten, dort ohne Erwachsene hineinzugehen. Doch die Gärtner kannten die Mädchen bereits und wußten, daß sie die Pflanzen niemals beschädigen würden.
Es war Mai, und alles stand in voller Blüte. Ulla und Merle

sahen sich Bäume, Sträucher und Blumen aus den Ländern der ganzen Welt an. Sie lasen sich gegenseitig die Schildchen vor, auf denen Namen und Heimatland der Pflanzen standen. Und dabei stellten sie sich vor, daß sie von einem Erdteil in den nächsten liefen.
»Ich bin in Afrika«, rief Ulla. Und Merle rannte weiter und schrie: »Ich bin schon in China.«
Dann hatten sie weit hinten im Garten vor dem großen Beet gehockt, auf dem ganz kleine Bäume wuchsen, in vielen Reihen hintereinander.
»Ich bin jetzt eine Königin«, sagte Merle. »Und unter den Bäumchen leben lauter kleine, winzige Leute, die alle mir gehören. Kannst du die Männchen sehen?«
Ulla nickte, sie spielte selbst gern solche Phantasiespiele.
»Aber nachher tauschen wir die Rollen, ja?«
Merle war einverstanden, und Ulla spielte die »kleinen Männchen«. Die Männchen mußten an den Rand des Beetes marschieren und dort die Kieselsteine des Weges zu einem Berg aufstapeln. Darauf sollte dann ein Schloß für die Königin gebaut werden. Und ein Gefängnis für alle die »kleinen Männchen«, die sich weigerten, gehorsam zu sein.
Zunächst fand sie die Geschichte noch lustig. Die Königin aber wurde so zornig, wenn die »kleinen Männchen« nicht schnell genug gehorchten oder nicht demütig genug das taten, was die Königin befahl. Oder wenn der Steinchenberg wieder zusammenfiel. Dann wurden sie schwer bestraft.
Doch Ulla wehrte sich entschlossen dagegen, daß ihre »kleinen Männchen« geköpft oder totgeschlagen oder aufgehängt werden sollten.
Nicht einmal in der Phantasie.
Die Königin verkündete weiter lauter Todesurteile.
Und da stand Ulla dann auf.

»Ich mach nicht mehr mit«, sagte sie wütend. »Das finde ich total blöd! So etwas Dummes will ich nicht mehr spielen! Immer nur tot - tot - tot! Spiel doch allein weiter!«
Sie lief weg. Böse schaute Merle ihr hinterher und schob die Kieselsteine wieder ordentlich auf dem Weg zusammen.
Das Spiel war nicht dumm, Ulla war dumm! Sie verstand eben nichts. Sie wußte nicht, daß bei solch einem Spiel der Hals für eine Weile nicht wie zugeschnürt war. Daß dann die rasende Furcht verschwand.
Ulla war dumm!

Am Abend während des Essens sah Papa sie mit seinen braunen Augen immer wieder prüfend, fast streng an. Sie spürte seine Kälte. Merle senkte den Kopf. Wußte der Vater etwas von ihren Phantasie-Spielen? Erneut hatte sie das Gefühl, daß er direkt in sie hineinsehen konnte.
Als sie dann im Bett lag, konnte sie nicht einschlafen. Seit einigen Wochen hatte sie immer häufiger einen schrecklichen Traum. Sie träumte davon, daß sich langsam ein riesiges Messer vom Himmel auf sie herabsenkte. Doch sie war wie gelähmt, konnte nicht fortlaufen. Auch die Augen blieben gelähmt. Es war nicht möglich, sie zu öffnen, aufzuwachen. Sie blieb im Traum gefangen und mußte weiterträumen.
Und diese Träume konnte man nicht in dem unsichtbaren Schrank verbergen oder in das Tagebuch schreiben, denn sie kehrten immer wieder. Sicher waren auch die Träume eine Art Strafe dafür, daß sie ein verdorbenes, schmutziges Kind war.
Sie fürchtete sich vor dem Einschlafen. Denn da kam ganz plötzlich das Gefühl, gleich in eine Grube voller glitschiger, giftiger Schlangen zu fallen. Überall im Zimmer waren dunkle Schlangen-Schatten.

Und wenn sie morgens am Frühstückstisch saß, und Papa kam pfeifend aus dem Bad und die Mutter sagte, sie hätte am Nachmittag keine Zeit - wäre nicht da, weil sie so viel erledigen müsse - dann glaubte Merle, sie sei zu Stein geworden.
Eine steinerne Puppe, die überall dünne Risse hatte und doch nichts davon fühlte. Weshalb zuckte die Puppe trotzdem zusammen, wenn Papa ihr seine Hand fest auf den Kopf legte?
Irgendwann würde diese Puppe zersplittern. Wie die Porzellanpuppe, die der Vater ihr neulich geschenkt hatte.
Und die dann auf die Erde gefallen war.

Der Sommer war endlich da, und die langen Ferien begannen. Für drei Wochen durfte Merle zu den Großeltern auf die Nordseeinsel fahren.
Als die weiße Fähre an der Mole der Insel anlegte, standen da lachend Oma und Opa, um Merle abzuholen. Es war schön hier. Sie schlief in einem Giebelzimmer, das ganz allein ihr gehörte.
Die Großeltern hatten einen kleinen Hund, der Krümel hieß. Gleich am ersten Abend machten sie noch einen langen Spaziergang am Strand entlang. Merle hatte ihre Sandalen ausgezogen, die Jeans hochgekrempelt und rannte mit Krümel über den Strand.
»Wißt ihr, was ich bei euch so toll finde?« Merle ging jetzt zwischen den Großeltern. »Man hört hier alles viel deutlicher. Es gibt keine Autos. Nur Stimmen von Menschen und die Möwen. Wind, Wasser und Pferdegetrappel. Ich weiß das auch noch vom letzten Jahr. Manchmal, wenn ich auf der Insel nachts aufgewacht bin, war das eine Stille, die man beinahe anfassen konnte. Und jetzt ist es auch wieder so.«

»Die Stille macht dir aber doch keine Angst, nicht wahr?«
Merle schüttelte heftig den Kopf, daß die Haare flogen.
»Am liebsten würde ich für immer hier bleiben, und später werde ich auf jeden Fall auch auf einer Insel wohnen«, sagte sie und lief dann mit Krümel weiter.
Während der Ferienwochen spielte Merle hin und wieder auch mit anderen Kindern. Sie bauten Sandburgen und Dämme am Strand, platschten in den Prielen umher und sammelten Muscheln und Steine.

Merle öffnete die Küchentür.
»Oma, kannst du mir etwas Zucker geben?« fragte sie.
»Ja, natürlich«, kam die Antwort. »Aber wofür brauchst du ihn?«
»Ich habe draußen im Garten eine Ameise gefunden, die nur fünf Beine hat. Jetzt baue ich ein Ameisenkrankenhaus, und mit Zucker kann man die Ameisen besser anlocken.«
»Das muß ich mir unbedingt ansehen«, sagte die Großmutter verblüfft, und auch der Großvater stand auf.
Aus sehr dünnen Stöckchen und Blättern hatte Merle winzige, kleine Liegen für kranke Ameisen gebaut.
»Und hier kommt jetzt ein Speisesaal für die Ameisen hin«, erklärte Merle, während sie vorsichtig den Zucker neben die Blätter streute. Tatsächlich krabbelten nun immer mehr Ameisen zwischen den Blätterbetten herum.
»Da kommen aber auch andere Käfer«, sagte der Großvater staunend. »Sind die etwa auch krank?«
»Nein. Das sind nur die Gäste, die die kranken Ameisen besuchen. Jeder, der im Krankenhaus liegt, braucht Besuch.«
»Ist die Besuchszeit irgendwann beendet?«
»Vermutlich dann, wenn es im Speisesaal keinen Zucker mehr gibt«, meinte Merle nachdenklich.

Lachend gingen die Großeltern wieder ins Haus.
»Manchmal spielt sie wie eine Siebenjährige.«

An kühlen Sommerabenden zündete der Großvater ein wärmendes Kaminfeuer an. Merle saß auf dem Teppich, schaute in die Flammen, und die Großmutter las eine Geschichte vor. Merle fand die Ferien wunderschön.
Sie dachte nicht mehr an das, was zu Hause geschah. Das schreckliche Geheimnis war anscheinend nicht mit auf die Insel gekommen. Sie fühlte sich leicht und manchmal sogar gut. Nur noch selten hatte sie das Gefühl, zu einer versteinerten Puppe zu werden.
Merle rannte über den festen Sandstrand am Meer entlang, in das Wasser hinein. Sie hörte die Möwen kreischen und sah, wie die Wellen über sich selbst zusammenschlugen. Sie spürte den Salzgeschmack des Windes auf ihren Lippen. Sie lag in den Dünen und sah, wie die Wolken am Himmel sich in Gesichter und Figuren aus Märchen und Geschichten verwandelten. Sie lief gegen den Wind und konnte ihn fast umarmen. Der Wind umarmte sie.
Mit den Großeltern radelte sie abends noch oft über die Dünenwege. Dort liefen viele Fasanenfamilien herum.
»Die machen auch ihren Abendspaziergang«, meinte Merle.
Sie wollten vorsichtig an den Fasanen vorbeifahren, doch eine Fasanenfamilie blieb auf dem Dünenpfad stehen. Der Großvater hatte eine sehr laute Fahrradklingel, aber die Fasane ließen sich auch durch das Klingeln nicht aus der Ruhe bringen. Sie blieben einfach, wie nebeneinander aufgereiht, stehen.
»Hei«, rief der Großvater. »Kennt ihr dummen Hühner denn keine Verkehrsregeln? Ihr müßt rechts gehen!«
Lachend schoben sie ihre Fahrräder dann weiter.

Doch auch drei Wochen gingen einmal zu Ende, und die Großeltern saßen mit Merle im Schiff, das sich dann langsam von der Mole löste und über das Wattenmeer zum Festland fuhr. Sie wollten Merle in der Hafenstadt in den Zug setzen, der nach Hause fuhr. Sie standen auf dem Schiffsdeck, und Merle warf den Möwen, die das Schiff begleiteten, Brotstückchen zu. Der Großvater merkte, daß sie sehr traurig war.

»Ich glaube, daß du am liebsten hierbleiben möchtest«, sagte er, als sie dann die Fähre verließen und zum Bahnhof hinübergingen.

»Ich habe jetzt schon Heimweh nach euch und nach dieser Insel«, antwortete Merle.

»Weißt du, wenn du mal wieder so großes Heimweh hast, dann schreibst du uns einen Brief, in dem steht, daß »die Möwen rückwärts fliegen«. Und wenn Oma und ich diesen Satz lesen, dann denken wir ganz fest an dich. So fest, daß das Heimweh rückwärts fliegt.«

»Deine Eltern freuen sich doch schon auf dich«, ergänzte die Großmutter. »Du wirst ja auch wiederkommen. Wir schreiben dir ganz bestimmt. Und im Herbst besuchen wir euch alle.«

Der Zug fuhr los.

Merle war wieder zu Hause. Die Eltern hatten sie am Bahnhof abgeholt.

»Da bist du ja endlich, mein kleines Mädchen«, lachte Papa und breitete die Arme aus.

Merle lief ihm entgegen und sah ihrem Vater zugleich mit verborgener Anspannung ins Gesicht. Wie würde er nun nach den Ferien sein? Seine Augen sahen so fröhlich aus. Sie mußte versuchen, daß es so blieb wie an diesem Abend.

Papa schlug vor, daß sie alle noch beim Italiener Pizza essen könnten. »Wir haben ja noch Ferien«, sagte er. »Und du kannst morgen ausschlafen.«
Es wurde langsam dunkel. Die Eltern wanderten dann mit Merle über die Wallanlagen. Und der Mond - ein großer, tiefhängender Augustmond - er schien an diesem warmen Sommerabend mitzuwandern. Im Restaurant nahm Papa Merle wieder und wieder zärtlich in seine Arme, erzählte lustige Geschichten, und Mama saß gegenüber und lachte ebenfalls.
Es soll immer so sein wie heute, dachte Merle. Es soll immer so bleiben.
Doch nach einigen Tagen veränderte sich zu Hause wieder alles, wie in einem sich allzu schnell drehenden Karussell, das von ihr nicht aufzuhalten war. Aus dem sie nicht auszusteigen vermochte.
Es war so wie vor den Ferien. »Vater-Spiele«, die heimlich geschahen. Wärme von Papa. Eisige Kälte von Papa. Unberechenbare Wechsel. Worte von ihm, die wie Schläge waren, und auch Schläge durch seine Hände. Und Mama ging wie eine nicht greifbare Nebelfigur durch die Wohnung. Schweigend. Lächelnd.
Immer wieder fragte sich Merle, was sie verkehrt machte.

Merle und Merle

Noch waren Ferien. Manchmal fuhr Merle ins Schwimmbad, sie konnte sehr gut schwimmen. Es machte ihr Spaß, im Wasser zu sein, dort fühlte sie sich so sauber. Doch danach lag sie allein auf ihrem Handtuch und sah den lachenden, tobenden Menschen zu.

Oft saß sie an den Hängen der Wallanlagen und träumte und spielte.

Am besten aber war es auf dem kleinen Dachboden, dort sah sie niemand. Oft dachte sie sich andere Eltern aus, so wie die Eltern in dem Buch, das sie gerade las. Mit einer Mutter, die Zeit hatte, die sie in den Armen hielt und ihr tatsächlich zuhörte. Eine Mutter, deren Gesicht sie nicht ständig vergaß und die man berühren konnte. Und ein Vater, der sie zärtlich und lieb in die Arme nahm, ohne daß das andere, Schreckliche geschah. Der ihr auch niemals kurz mit der flachen Hand ins Gesicht schlug. Der sie bei jedem Sturm und bei jedem Gewitter beschützte, der vergnügt mit ihr herumtobte. Der sie so umarmte, wie Ullas Vater von nebenan es mit seinen Kindern tat.

Es gab eine andere Welt als die, die sie mit ihren Eltern erlebte. Merle kannte es nicht nur von Ullas Familie her oder aus den Büchern. Auch im Fernsehen sah sie Eltern, die liebevoll mit ihren Kindern umgingen. Was hatte sie falsch gemacht? Wo saß der Fehler in ihr?

Manchmal dachte sie nur noch darüber nach, wie es wäre, wenn es sie wirklich nicht mehr gäbe. Für den Vater wäre es sicher besser. Dann würde es nicht mehr die schlimmen Spiele geben müssen. Die böse, schlechte Merle sollte verschwinden.

Sie schloß die Augen und stellte sich vor, daß sie in einem dichten Wald sei. Daß sie dann eine ganz kleine Merle, ein schreckliches, klebriges Baby in den Händen hielt. Und in ih-

rer Phantasie schleuderte sie nun das Baby mit aller Kraft gegen einen dicken Baumstamm. Immer wieder!
Merle zerschmetterte »Merle«. Zerschmetterte sich selbst.
Es war ein furchtbares Spiel, doch die kochende Wut verschwand für eine Weile, wenn sie sich diese Phantasien vorführte. Und sie mußte es immer wieder spielen. Wie im Zwang. Fast jeden Tag.
Danach kam in Wellen unheimliche Angst hoch. Was war, wenn der Vater von diesen Phantasien etwas fühlte?
Er war groß und mächtig. Konnte in sie hineinsehen.
Und - wenn sie das Spiel immer wiederholen mußte, dann war sie doch das schmutzigste, verdorbenste Kind der Welt!
Es gab niemanden, der so schlecht und böse war wie sie.
Ganz tief in ihr lag die Wut, eine große, heiße, rote Wut. Diese Wut konnte einfach nicht heraus, sie war wie eingeschlossen. Und je mehr Wut sich da sammelte, desto versteinerter fühlte sich Merle werden, desto stiller wurde sie. Denn man war nicht wütend, schon gar nicht auf den Vater.
Wut und Haß auf Vater oder Mutter durften nicht sein.

Merle brach fast auseinander vor Wut auf sich selber.
Sie fand sich so häßlich und ekelhaft. Sie verabscheute sich immer mehr. Manchmal stand sie im Badezimmer und schnitt sich mit der Schere des Vaters die feinen Härchen auf den Armen ab. Manchmal schnitt sie sich vor dem Spiegel auch die Wimpern und etwas von den Augenbrauen ab.
Niemand bemerkte es.
Sie wäre so gern für immer von sich selbst fortgegangen.
Doch - wie ging man von sich selber fort?
»Merle, komm endlich aus dem Badezimmer«, rief Mama ungeduldig.

Es wurde Herbst.
Und es machte Spaß, auf dem Schulweg morgens noch schnell durch die Gräben der Wallanlagen zu laufen. Die Spinnweben zwischen den Ästen waren mit kleinen Tauperlen besetzt, im frühen Sonnenlicht sahen sie wie funkelnde Ketten aus. Berge von braunem, gelbem und rotem Laub lagen in den Gräben.
Ulla und Merle rannten immer wieder durch die Blätterhaufen, bis die bunten Blätter wie rotgoldene Schmetterlinge in der Luft herumwirbelten. Mit beiden Händen griffen sie in die Laubhaufen, warfen die Blätter hoch und ließen sie auf sich herabfallen.
Auf dem Nachhauseweg lief Merle nicht mehr über die Wallanlagen, sondern ging langsam hinter Ulla her.
»Eine Schnecke würde im Wettlauf gegen dich bestimmt gewinnen«, meinte Ulla ungeduldig und rannte in die Marienstraße.
Merle ging sehr langsam weiter.
Papa kam heute von seiner Lehrer-Fortbildung zurück Vielleicht sagte die Mutter ja, daß sie ein liebes Mädchen sein solle und dem Vater den Tee ins Arbeitszimmer bringen müsse.
Und was geschah dann?
Doch vielleicht konnte sie auch lesen. Oder ihre Bildergeschichten weitermalen. Geschichten, in denen riesige Ungetüme mit langen, scharfen Schnäbeln ein kleines Mädchen verfolgten und es dann in einen Sumpf warfen. In dem Sumpf schwammen Schlangen, die bereits auf das Mädchen warteten. Oder die Bildergeschichten vom Zauberer und der Hexe, die ein kleines Mädchen gefangenhielten und es lachend quälten.
Das kleine Mädchen auf den Bildern hatte nie einen Mund.

Die Bilder versteckte Merle sorgfältig. Damit der Vater sie nicht sah? Wenn sie im Arbeitszimmer bei ihm am Tisch saß, malte und zeichnete sie ganz andere Bilder.
Mama fand manchmal beim Aufräumen im Kinderzimmer die Bilder, auf denen der Zauberer und die Hexe gezeichnet waren, aber sie sagte nichts dazu.
Weshalb sagte sie nichts zu den Bildergeschichten? Merle hatte ihre Zeichnungen hin und wieder einfach offen herumliegen lassen. Hatte vergessen, sie ins Regal zu schieben.
Doch lächelnde Nebelschatten sahen wohl nie etwas. Konnten oder wollten nicht sehen.
Merle hatte begonnen, Sätze in die Bildergeschichten zu schreiben. Zum Beispiel das, was die Schlangen flüsterten, wenn sie im Sumpf auf das Mädchen warteten.
»Sie ist eine kleine, überhebliche Hexe, die ihren Vater verführen will. Sie will ihn verderben. Sie ist eine Lügnerin!«
Oder was der Zauberer böse sagte, bevor er das Mädchen in eine steinerne Puppe verwandelte. Manchmal liefen dem Zauberer auf dem Bild auch große, klare Tränen aus den Augen. Und die Hexe lächelte schweigend zu allem, was der Zauberer sagte und tat.
Oder die Geschichte mit dem Ungetüm.
Es fraß das kleine Mädchen nicht auf. Es hatte ein größeres Vergnügen daran, mit dem Mädchen auf dem Rücken in eine Wüste zu reiten. In eine Wüste, die ganz leer war, in der kein Mensch lebte.
Sie schrieb auch Märchen um, wie das Märchen von »Rotkäppchen«. Rotkäppchen wurde vom Wolf gefressen und war dann tot. Für immer. Denn der Jäger kam nicht, um zu helfen. Er hörte wohl die lauten Hilfeschreie von Rotkäppchen. Doch der Jäger hatte gerade seinen freien Tag.

Für ein langes Wochenende kamen die Großeltern zu Besuch. Sie brachten auch Krümel mit. Es war schön, wenn die Großeltern kamen - Merle hatte sich schon Tage vorher auf sie gefreut.
Während des Essens am nächsten Tag sagte die Großmutter plötzlich in eine Stille hinein: »Also, Merle - irgendwie gefällst du mir nicht. Was ist denn mit dir? Du bist so blaß und dünn geworden, seit ich dich das letzte Mal gesehen habe. Und die Worte muß man dir fast einzeln entlocken. Bist du krank?«
»Sie ist nicht krank, sie wächst vermutlich nur zu schnell«, sagte die Mutter hastig und häufte einen großen Berg Tomatensalat auf Merles Teller. »Nun iß schon«, meinte sie. »Oder soll dich Papa auch noch wie ein Baby füttern?«
Merle schaute ihren Vater ganz schnell an. Dann senkte sie den Kopf und aß. Sie wußte, daß er sie jetzt auch ansehen würde.
Merle sagte kein einziges Wort. Der Vater sagte ebenfalls nichts. Dann legte er ihr fest seine Hand auf den Kopf und strich leicht durch ihre Haare.
»Ich glaube, Merle muß mal wieder lange Ferien bei uns auf der Insel machen«, sagte die Großmutter. »Das hat ihr immer gut getan.«
Papa und Mama schwiegen.

Die Großeltern waren wieder abgereist. Und Mama war nicht da.
Papa kam ins Kinderzimmer.
Merle saß auf dem weichen Teppich und hatte gerade ein gemütliches Bett für den großen Bären gemacht, mit vielen blauen Tüchern.
Der Vater setzte sich neben sie auf den Teppich. Ohne etwas

zu sagen, mit fest zusammengekniffenem Mund, mit Lippen, die zitterten, griff er sie bei den Armen.

Der große Bär fiel nach hinten.

Merle schloß die Augen und hörte noch, wie ein Reißverschluß geöffnet wurde. Sie wurde wieder zu einer versteinerten Puppe, die nichts mehr fühlte. Weder Wut noch Angst noch Liebe für ihren Vater.

Es war wie auf einer leeren, zugefrorenen Erde, auf der es nichts Lebendiges mehr gab. Mit einem Himmel, der auch eisigkalt und zugefroren war.

Und vom Himmel kam - wie in ihren quälenden Alpträumen - ein großes, scharfes Messer, ganz sachte. In den Träumen war Merle wie gelähmt, und sie konnte die Augen nicht mehr öffnen, so sehr sie es wieder und wieder versuchte.

Auch jetzt war sie so furchtbar gelähmt, und es war nicht möglich, aufzustehen und fortzulaufen.

Das riesige Messer mit dem rötlichen Griff senkte sich langsam immer tiefer herab, auf die Stelle, an der sich Merle befand. Es war, als ob der Himmel zerbrechen und in Eisbrocken auf sie herabstürzen würde. Und hinter dem zerbrochenen Himmel brannte ein stetig rasendes Feuer. Wie eine Hölle. Wie eine eisigkalte und zugleich brennende Hölle.

Sie spürte, hörte und sah nichts mehr. War weit fort. Da auf dem Teppich lag nur eine große Puppe, die genauso aussah wie sie. Eine Merle-Puppe.

»Ich habe dir zwei neue Kassetten mitgebracht. Sie sind in meiner Aktentasche«, sagte Papa noch. Dann stand er auf und verließ das Zimmer.

Wie zu Stein geworden lag Merle auf dem Teppich. Sie hörte, daß der Vater ins Wohnzimmer ging und den Fernseher einschaltete.

Nach einer Weile stand sie auf und ging ins Badezimmer.

Ulla, Merle und Jonas liefen durch die Gräben der Wallanlagen. Sie sammelten Kastanien, Eicheln und bunte Herbstblätter in Tüten. Morgen würden sie im Kunstunterricht dann daraus Gesichter auf großen Kartons zusammenkleben.
»Jetzt reicht es aber«, meinte Ulla. »Das genügt ja, um die ganze Klasse zu versorgen. Wollen wir noch ein bißchen zusammen spielen? Hast du auch Lust, Jonas?«
»Klar«, sagte Jonas. »Die Schularbeiten habe ich zum Glück schon hinter mir.«
Merle erklärte, daß sie nicht mit zu Ulla kommen könne. Schade, daß Jonas dabei war. Immer dann, wenn noch ein anderer mit Ulla zusammen war, ging sie lieber fort. Sie fühlte sich überflüssig, nicht wirklich gemeint als Freundin. Sie mag mich ja doch nicht und Jonas schon gar nicht, dachte sie. Trauer stieg in ihr hoch, und zugleich lachte sie. Niemand sollte ihretwegen Mitleid oder Schuldgefühle haben müssen. »Bis morgen«, rief Merle fröhlich.

Vor der Haustür kam ihr Mama entgegen.
»Ich muß noch schnell einkaufen«, sagte sie. »Heute abend kommen doch Papas Kollegen aus der Schule. Wenn du möchtest, darfst du für eine Stunde noch dabei sein. Übrigens, oben wartet Papa im Arbeitszimmer auf dich. Er will mit dir etwas besprechen.«
Ängstlich sah Merle hoch.
Die Mutter strich ihr flüchtig durch das Haar.»Es ist bestimmt nichts Schlimmes«, sagte sie lächelnd und ging dann weiter.
In der Wohnung stellte Merle die Tüte mit dem Herbstlaub, den Eicheln und Kastanien ordentlich in ihr Zimmer. Sie hörte, wie der Vater nach ihr rief. Seine Stimme hörte sich sehr freundlich an. Weshalb wollte er sie sprechen? Weshalb?

Er saß in seinem Sessel am Arbeitstisch. Vor ihm lag ein großes Bild, von Merle gezeichnet. Eine Bildergeschichte, die sie dann tief in ihrem Regal versteckt hatte. Auf dem Blatt waren ein Mädchen ohne Mund und der grausame Zauberer zu sehen. Neben ihm stand die Hexe, die schweigend und lächelnd zuschaute, was der Mann mit seinem Zauberstab tat.

»Du kannst wirklich hervorragend zeichnen.« Die Stimme des Vaters klang überraschend weich. »Komm mal her zu mir.«

Merle stand neben ihm und fühlte, wie er ganz liebevoll seinen Arm um sie legte. Ohne daß es andere, sonderbare Berührungen gab, nicht so wie sonst. Ihr Herz klopfte. War das Herzklopfen zu hören?

»Weißt du«, sagte der Vater, »gelegentlich gibt es in meiner Klasse Schüler, die Probleme haben. Schüler, die dann vielleicht unehrlich sind, die lügen. Und wenn ich das bemerke, spreche ich allein mit ihnen, um ihnen zu helfen. Ich versuche, gemeinsam mit ihnen herauszufinden, weshalb sie lügen.« Und dann sagte der Vater, daß Merle sich nicht fürchten müsse, die Wahrheit zu sagen. Sie müsse immer ganz offen zu ihm sein, Offenheit sei sehr, sehr wichtig für ihn. Er nahm sie auf seinen Schoß und fragte sie, wen sie mit dem so böse aussehenden Mann und der Hexe gemeint habe.

»Das ist nur ein Zauberer mit seiner Hexenfrau«, erklärte Merle vorsichtig. »Ich denke mir manchmal solche Bildergeschichten aus.«

»Und weshalb läßt du den Zauberer diese Sätze sagen? Weshalb sagt der Mann zu dem Mädchen, daß es eine schamlose Lügnerin sei? Daß es infam, verdorben und überheblich sei? Weshalb steht da in der Sprechblase, daß das Mädchen schuld hat und den Vater verführen will?«

Voller Entsetzen schwieg Merle. Der Vater selbst hatte diese Sätze so oft ausgesprochen. Und bemerkte er wirklich nicht, wen sie mit dem Zauberer, der Hexe und dem Kind gemeint hatte?

Doch nach wie vor hielt der Vater sie sanft und beruhigend in seinen Armen.

Gab es also keine Strafe für die Bildergeschichte? Wenn er so liebevoll war und nicht zornig auf den Inhalt ihrer Bildergeschichte reagierte, konnte sie mit ihm reden?

War es möglich, daß er jetzt nie mehr das Entsetzliche tat, was so oft auf dem Sofa und im Kinderzimmer geschah? Wußte er nun, daß man so etwas mit Kindern niemals machen durfte? Würde er jetzt auch nie mehr diese schrecklichen Sätze zu ihr sagen? Er sah so freundlich aus, wie Ullas Vater von nebenan. Lächelte. Doch ihre Furcht davor, tatsächlich die Wahrheit zu sagen, wuchs immer höher.

»Ich habe da etwas gezeichnet, was ich mir einfach ausgedacht habe.« Merles Stimme klang sehr ängstlich und leise. »Es sind nur Phantasiegeschichten.«

»Gibt es noch mehr solcher Bildergeschichten von dir?«

Heftig schüttelte Merle den Kopf. Sie wurde von Wellen der Furcht überflutet. Wenn sie nachher in ihr Zimmer ging, würde sie sofort alle Bilder vernichten, auf denen der Zauberer, die Hexe und das Kind zu sehen waren.

»Man kann auch in Bildern lügen«, meinte der Vater. »Und wenn durch irgendeinen Zufall dann fremde Menschen diese Bilder sehen, glauben sie, daß es die Wahrheit ist. Du hast dir da etwas ausgedacht, nicht wahr, Merle? Was der böse Zauberer auf deinem Bild spricht und tut, ist niemals geschehen!«Merle nickte.

»Ich habe in dem Bild gelogen«, sagte sie dann stockend. »Papa, wir können das Bild doch einfach zerreißen. Und ich

verspreche dir, nie mehr solche Bildergeschichten zu zeichnen. Ganz bestimmt nie mehr im Leben! Es tut mir leid, daß ich gelogen habe! Ich werde niemals mehr solche Sachen erfinden!«
Der Vater war immer noch so liebevoll, zärtlich hielt er sie in seinen Armen.
Sie konnte es kaum fassen. Und sie fühlte, wie sie ganz leicht wurde. Wie ein Schmetterling. Oder wie die Herbstblätter, wenn man sie in die Luft warf und die dann sachte heruntersegelten, dachte sie.
Jetzt war der Vater so, wie sie ihn sich immer gewünscht hatte. Wie Ullas Vater, oder wie die Väter, über die sie so oft in Büchern gelesen hatte. Man konnte alles vergessen, was sich in den Jahren vorher an Furchtbarem ereignet hatte. Hier im Sessel saß der Vater, den sie so notwendig brauchte. Der sie liebhatte. Und den sie liebhaben durfte. Er würde sie nie verlassen.
Von nun an würde sicher nie mehr etwas »heimlich Unheimliches« auf dem weichen, großen Sofa geschehen oder in ihrem Zimmer. Das war vorbei. Sie fühlte sich sauber und gut, nicht mehr schmutzig, ekelhaft oder verdorben. Fühlte sich geborgen. Unter ihren langen Ponyfransen schaute sie fast ungläubig vor Erleichterung und Freude in Papas braune Augen.

Doch plötzlich sah sie, daß der Mund des Vaters wie zu einem schmalen Strich wurde, fest zusammengepreßt. Seine Lippen zitterten immer mehr. Und seine Wangenmuskeln zogen sich hart zusammen.
Unvermittelt ließ er Merle los. Ließ sie aus seinen Armen fallen.
»So«, sagte er mit eisigkalter Stimme. »Bis eben war ich der

Lehrer, der seinen Schülern hilft, wenn sie schlimme Dinge getan haben. Wenn sie Lügner sind. Jetzt aber bin ich wieder dein Vater. Und als dein Vater muß ich dich für das, was du da mit deiner Bildergeschichte gemacht hast, bestrafen! Steh auf!«

Es war wie ein Schock. Wie ein betäubender Blitzschlag. Gleich würde ihr Herz in viele Stücke zerbrechen.

Und dann schlug der Vater sie. Mit der flachen Hand. Links, rechts, links, rechts, links! Worte fielen dazu.

»Du bist eine schamlose Lügnerin. Ich habe wirklich versucht, an deine Ehrlichkeit zu glauben, doch anscheinend brauchst du notwendig eine Erziehung zur Aufrichtigkeit. Du solltest dich schämen! Du kannst sagen, daß es dir leid tut und daß es falsch war, was du da gezeichnet und geschrieben hast! Ich weiß aber nicht, ob ich es dir glauben würde, wenn du es nur einfach so sagst!«

Die Schläge und Sätze schmerzten ungeheuer. Zu Stein geworden stand Merle da. Hatte die Augen geschlossen. Tief in ihrem Inneren klirrte und splitterte es. Es klirrte so laut, daß sie glaubte, er müsse es hören können.

Und als der Vater mit seinen Schlägen fertig war und nicht mehr sprach, war da in der Merle, die vor ihm stand, noch eine zweite, andere Merle.

Dieses neue, unsichtbare Kind hielt sich tief versteckt und sagte, für den Vater unhörbar: »Du kannst die Merle, die du siehst, schlagen und mit ihr weiter all diese schlimmen Dinge machen, aber nicht mit mir! Mit mir nicht! Mich wirst du niemals kriegen! Mich nicht! Nie! Nie! Nie! Nie im Leben!«

Aufmerksam sah der Vater seine Tochter an.

»Hast du das alles nun begriffen?« fragte er. »Bist du nun wieder meine Merle? Dann kannst du in dein Zimmer gehen. Und du wirst mit keinem Menschen darüber reden, hast du mich verstanden? Ich will nicht noch ein einziges Mal erleben müssen, daß du doch eine Lügnerin bist! Wir werden nie mehr darüber sprechen, hörst du! Und jetzt ist alles wieder in Ordnung!«

Für Sekunden legte der Vater seine Hand fest auf ihren Kopf. Strich leicht durch ihre Haare. Umarmte sie dann, als ob überhaupt nichts geschehen sei.

Die Bildergeschichte zerriß er in viele, kleine Fetzen und legte sie in einen Briefumschlag. Später würde er den Briefumschlag noch unter den Wasserhahn halten, zusammendrücken und ihn danach in den Mülleimer unten vor dem Fahrradkeller werfen.

Merle stand immer noch wie versteinert da und fühlte dennoch den rasenden Schmerz in sich. Der Boden unter ihren Füßen schien zu brechen und sich in einen graubraunen, stinkenden Sumpf zu verwandeln.

Langsam ging sie dann hinaus. Woher hatte der Vater ihr Bild? Wer hatte es gefunden? Hatte Mama es aus dem Regal geholt und es ihm gegeben? Es mußte so gewesen sein. Weshalb hatte die Mutter das getan?

Sie hätte gern geweint. Doch Weinen war verboten. Und es gab auch keine Tränen mehr.

Aber ganz tief in sich konnte sie den wilden Haß der anderen Merle spüren. Eine Merle »Nummer Zwei«, die an diesem Nachmittag im Arbeitszimmer des Vaters entstanden war.

Aus dem Wohnzimmer hörte sie Gläserklingen, heiteres Sprechen und Gelächter der Gäste und der Eltern.

Sie selbst hatte für eine Stunde ebenfalls noch am Tisch gesessen. In sich zurückgezogen. Einer von Papas Kollegen fragte, ob Merle das Sprechen verlernt habe. Und ihre Mutter meinte, daß es wohl daran läge, weil Merle ein Einzelkind sei.

Merle hatte dazu genickt und gelächelt. Sie hatte dabei den sonderbaren Eindruck, als ob sie neben sich selber säße.

Sie verabschiedete sich dann von allen und ging in ihr Zimmer. Lag im Bett und konnte nicht einschlafen.

Ich wünsche mir einen einzigen Menschen, der mich wirklich liebhat, dachte sie verzweifelt. Nur einen Menschen, mit dem ich reden kann. Mehr nicht!

Die Großeltern liebte sie so sehr, doch gerade ihnen durfte sie nichts erzählen. Sie würden sie dann verabscheuen und sie nie mehr sehen wollen. Sie durfte mit niemandem darüber sprechen. Was konnte sie nur tun? Was?

Sie überlegte, und die Gedanken wirbelten in ihrem Kopf herum. Alles schmerzte, innen und außen.

Wenn es jetzt in ihr eine zweite Merle gab - mit so viel Wut und Haß - bedeutete es, daß sie nun verrückt wurde?

Entsetzen, Furcht und Schrecken schüttelten sie durcheinander.

Und die neue, zweite Merle schlug mehrere Male heftig mit dem Kopf gegen die Wand. Dieser anderen Merle tat nichts weh.

Wenn es nur irgend jemanden auf der Welt gab, der Wünsche erfüllen konnte. Sie hatte doch nur einen Wunsch, nicht zwei oder drei oder etwa gar noch mehr.

Merle sah auf ihren kleinen Wecker. Es war schon spät - elf Uhr in der Nacht.

Sie hatte nur einen einzigen Wunsch.

Und sie überlegte, ob sie für diesen Wunsch etwas von sich hergeben könnte. Es wäre ein Tausch. So, wie sie in der Schu-

le oft etwas miteinander tauschten. Sticker oder Aufkleber oder andere Dinge.
Fest hielt sie ihren großen Bären in den Armen.
»Ich will meine Begabung eintauschen«, flüsterte sie. »Ich möchte, daß ich morgen nicht mehr malen und zeichnen kann. Ich will mein Zeichentalent weggeben. Und dafür wünsche ich mir dann einen Menschen, der mich wirklich gerne hat und dem ich alles erzählen kann, ohne daß Papa etwas davon merkt.« Einige Tränen liefen über ihr Gesicht, sie spürte es nicht. Merle schlief ein.

Am nächsten Morgen wachte sie sehr früh auf, schon bevor der Wecker klingelte. Sie holte sich die Filzschreiber und riß ein großes Blatt von ihrem Malblock ab.
Dann saß sie an ihrem Tisch. Sie würde versuchen, sich selbst zu zeichnen, und - sie würde dem Gesicht sogar einen Mund geben. Sie war fest davon überzeugt und ganz sicher, daß sie nicht mehr fähig war zu malen. Doch fast wie von selbst entstand auf dem Blatt eine Zeichnung von ihr, so gut wie immer. Ein Gesicht - mit einem Mund.
Sie konnte immer noch zeichnen. Das Talent war nicht über Nacht verschwunden. Sie hatte ihre Begabung nicht eintauschen können für einen einzigen Menschen, der sie liebhaben würde. Und den sie hätte liebhaben können.
Ihr Wunsch war nicht in Erfüllung gegangen. Ganz still und bewegungslos saß sie am Tisch. Sie war also nichts wert. Überhaupt nichts. Nicht einmal so viel. Das war die Strafe für die Bildergeschichten. Bildergeschichten, die eigentlich Wutbilder waren. Zorn und Haß durften nicht sein. Waren verboten und schlecht. Papa hatte recht. Sie war schlecht und überheblich. Eine schamlose Lügnerin! Lügnerin!
Und dann fühlte sie die neue, wütende Merle in sich. Sah,

wie eine Kinderhand den roten Filzschreiber nahm und mit quietschendem Geräusch den Mund des Mädchens auf dem Bild übermalte. Mit vielen, wilden Strichen.
»Eine Merle ohne Mund«, sagte sie laut und schlug sich dann erschrocken auf die Lippen.

Weihnachten war vorüber, mit vielen Geschenken. Die Großeltern hatten für Merle ein großes Paket geschickt - mit neuen Farbtuben, Pinseln und Malblöcken. Mama schenkte ihr eine silberne Kette, Bücher, ein großes Tuch in allen Blautönen. Und Papa schenkte ihr eine kleine Armbanduhr, die er dann um ihr Handgelenk legte.
Merle hatte für ihre Eltern jeweils ein großes Bild gemalt. Papa freute sich ganz besonders über sein Bild.
Auf dem Blatt war ein Mädchen zu sehen, das fröhlich zwischen seinen Eltern an einem Teich entlanglief. Am Ufer des Teiches saß eine dicke, alte Kröte in der Sonne, und ein Strandläufer war da, der sich von einer Insel hierher verirrt hatte. Über dem Wasser tanzten Libellen und Schmetterlinge, und am Rand des Bildes wuchsen Walderdbeeren und Margeriten unter Bäumen.
Am Weihnachtsabend nach dem Essen tat Mama etwas, was sie schon lange nicht mehr getan hatte. Sie holte sich ihre Gitarre und sang mit einer weichen, lieblichen Stimme ein französisches Lied. Merle spielte am Klavier ein Stück von Bach, das sie im Unterricht gerade gelernt hatte, und danach versuchte sich Papa ebenfalls an einem musikalischen Beitrag, wie er es nannte. Doch er konnte keine Noten lesen, hielt seine Hände zu steif und verkrampft über den Tasten, und so klang seine Komposition etwas eigenwillig.
»Es ist eben ganz moderne Musik«, meinte er lachend.
Es war ein Abend, den Merle nie vergessen wollte.

Das alte Jahr verabschiedete sich, und ein neues begann.
»Das alte Jahr geht fort«, flüsterte Merle, als sie in der Silvesternacht vom Wintergarten aus das beginnende Feuerwerk betrachtete.
Am Mittwoch nach Weihnachten hatte es in Papas Zimmer unvermittelt wieder das heimlich-unheimliche »Vater-Spiel« gegeben. Danach blieb Papa noch im Sofa sitzen. Merle stand zögernd auf. »Ist es vielleicht besser, wenn ich jetzt hinausgehe?« fragte sie leise.
Er hatte sie kalt angesehen und mit scharfer Stimme gesagt: »Ja, das ist vielleicht wirklich besser so, wenn du gehst.«
Das letzte Wort hatte er dabei besonders scharf betont.
Wie sollte sie seinen Satz verstehen? Hatte er damit gemeint, daß sie für immer aus der Familie fortgehen sollte? Sollte sie verschwinden? Wollte er sie nie mehr wiedersehen? Wollte er sie wegschicken? Wo sollte sie hingehen? Sie begriff seine Worte nicht.
Was hatte sie getan, daß es zu diesem Mittwoch gekommen war. Die Weihnachtstage waren doch so schön gewesen.
Tränen, die niemand sah, liefen über ihr Gesicht.
»Ich will nie mehr an dich denken. Ich will dich für immer vergessen, du schreckliches, altes Jahr.«
Würde das neue Jahr besser, freundlicher werden?
»Komm mit auf die Straße, Merle«, rief der Vater. »Wir lassen jetzt unsere Raketen in die Luft steigen. Ullas gesamte Familie steht schon unten. Mama kommt auch mit!«
Merle wischte sich schnell über das Gesicht.
»Kann ich nicht hier oben bleiben?«
»Ich möchte, daß auch du mitkommst. Die Silvester-Raketen habe ich nur deinetwegen gekauft.«
Sie zogen sich warme Jacken und Mäntel an und standen dann vor dem Haus in der Marienstraße.

»Ein fröhliches, neues Jahr«, riefen sich die Menschen aus der Nachbarschaft gegenseitig zu.
Der Vater zündete seine Raketen an, neben Ullas Vater. Sie lachten und sprachen miteinander. Papa nahm dann Merle liebevoll in den Arm und hielt Mama in seinem anderen Arm fest.
Merle sah ihren Vater an. Zärtlich lächelte er zu ihr hinunter. Sie lehnte sich fester in seinen Arm. Fühlte sich plötzlich wieder geborgen und sicher. Alles Schwere fiel von ihr wie durch ein Wunder ab - als sei es nie geschehen.
Weshalb konnte Papa nicht immer so sein wie jetzt? Was mußte sie nur tun, damit es für immer so bliebe?
Vielleicht war all das Schmerzhafte, was sie erlebte, der Preis, den man auf dieser Welt für Wärme und Geborgenheit zahlen mußte?
Eine Rakete nach der anderen zerplatzte leuchtend, in tausend Farben, am nächtlichen Himmel. Ein bunter Sternenregen fiel über die Stadt.
»Eigentlich sollte man so viel Geld nicht einfach nach oben in die Wolken schießen«, meinte Papa nachdenklich. »Aber ich habe nur wenig an Feuerwerk gekauft. Und jetzt wollen wir wieder nach oben gehen und weiter feiern. Viel Glück im neuen Jahr!«
»Das wünsche ich Ihnen auch! Vielleicht sollten wir den nächsten Silvesterabend gemeinsam feiern!« sagte Ullas Vater.
Ulla lief noch schnell zu Merle und fragte, ob sie in den nächsten Tagen Zeit zum Spielen habe. Fragend sah Merle ihre Mutter an.
»Natürlich könnt ihr zusammen spielen«, antwortete sie, und auch der Vater nickte fröhlich.

Die Schule begann wieder.
Morgens wurde Merle von Ulla abgeholt, sie stand meistens schon wartend vor der Haustür. Die beiden unternahmen sehr viel gemeinsam. Die Freundschaft zwischen ihnen wurde fester und beständiger.
Als der große Stadtsee zufror, liefen sie stundenlang Schlittschuh. Zu Weihnachten hatte Ulla für ihren Kassettenrecorder ein Mikrophon geschenkt bekommen, und oft nahmen sie damit ihre Hörspiele und kleinen Theaterstücke auf, die sie sich ausdachten.
Doch immer wieder gab es Zeiten, in denen Ulla nicht wußte, wie sie mit ihrer fast besten Freundin umgehen konnte.
»Was ist los mit dir?« fragte sie dann. »Ist irgend etwas passiert? Hattest du Ärger zu Hause?«
Merle aber saß starr und schweigend da, wollte nur Musik hören und reagierte auf nichts. Verhielt sich ganz abweisend. Ulla hätte sie in solchen Augenblicken gern wild geschüttelt und gerüttelt. Was war mit ihr?
Sie erzählte ihrer Mutter von Merle.
»Das geht sicher wieder vorbei«, antwortete die Mutter. »Aber du hast schon irgendwo recht. Manchmal kommt Merle mir auch ziemlich zugesperrt und bedrückt vor, wenn ich sie hier bei uns erlebe.«

Auch in der Schule saß Merle häufig so erstarrt da.
»Merle Adam, ist es dir vielleicht möglich, deinen Mund aufzumachen und meine Frage höchstpersönlich zu beantworten? Es wäre außerordentlich entgegenkommend von dir«, meinte Frau Demels spöttisch.
Alle lachten. Merle aber schwieg. Die Lehrerin sah sie kurz nachdenklich an und fragte dann einen anderen Schüler. Ulla, die neben Merle saß, stieß sie leicht mit dem Ellenbogen

an. Doch Merle sah nicht hoch, hatte den Kopf gesenkt. Schwieg.

Merles Vater hatte eine sehr schwere Grippe gehabt und erholte sich nur langsam davon. Dazu kam ein leichtes Stechen in der Brust, und für zwölf Tage lag er nun im Krankenhaus, zur Beobachtung, wie der Arzt sagte.
»Es ist etwas mit seinem Herzen, aber nicht sehr schlimm«, hatte Mama erklärt, und sie waren jeden Tag in die Klinik gegangen, um ihn dort zu besuchen.
Während dieser Tage, in denen der Vater im Krankenhaus lag, hatte Mama unvermittelt begonnen zu reden. Schwieg nicht mehr. Erzählte von Papa. Verwundert hörte Merle zu.
Sie saßen im Eßzimmer, tranken Tee und Mama redete über die Zeit, als Papa selbst ein Kind gewesen war. Sie sprach dann davon, wie es war, als Merle noch ganz klein gewesen war. Mama redete und sah dabei die ganze Zeit über auf den Fußboden.
»Weißt du, wenn du als Baby nach dem Füttern und Wickeln in deinem Bettchen lagst und auf einmal anfingst zu schreien, dann wollte ich natürlich zu dir gehen. Dich in den Arm nehmen und dich trösten. Du warst nur wenige Wochen alt. Aber Papa sagte, daß du keinen Grund hättest zu schreien. Du wärest sauber, satt und auch gestreichelt worden. Dir würde nichts fehlen. Er sagte, daß Babys nur deshalb schreien, weil sie Macht über ihre Eltern haben wollen und sie mit ihrem Schreien kontrollieren wollen. Und wenn ich doch zu dir gehen wollte, um dich zu beruhigen, riß er mich jedes Mal ganz hart zurück. Er hielt mich richtiggehend fest an den Armen umklammert und ließ mich einfach nicht zu dir. Es tat weh...«
»Aber das ist ja schrecklich«, Merle schüttelte sich fast.

Mama lächelte nur, wie immer, und zuckte dann die Schultern.
»Es war eben so. Papa hat wohl keine einfache Kindheit gehabt«, sagte sie. »Seine Eltern waren ziemlich schwierig. Das heißt, von seiner Mutter hat er eigentlich nie viel geredet. Auf seine zwei jüngeren Schwestern mußte er immer aufpassen. Er hat oft erzählt, was er alles machte, damit die Schwestern still blieben. Er übergoß sie mit eiskaltem Wasser, und einmal ist er mit ihnen auch zur Polizei gegangen. Er tat so, als wollte er sie dort abliefern. Und die beiden Mädchen haben ihrem älteren Bruder das voller Angst geglaubt. Als fünfjähriger Junge zerschlug er mit seiner bloßen Kinderfaust die schwere Glastür in seinem Elternhaus, ohne daß es ihm wehgetan hätte. Er wollte seinem Freund zeigen, wie stark er ist...«
Mama sprach weiter, Merle war still geworden. Weshalb erzählte ihr die Mutter plötzlich solche Geschichten aus Papas Kindheit? Sie wollte es nicht hören. Wut kam hoch. Zorn der anderen Merle, sie konnte es fühlen. Sollte sie jetzt den Vater verstehen müssen? War das der Grund, weshalb Mama ihr das alles erzählte?
Später, als Merle über ihr Tagebuch gebeugt dasaß, schrieb eine Kinderhand: »Weshalb soll ich Papa verstehen? Ich will verstanden werden! Mir soll endlich, endlich jemand zuhören! Ich will auf keinen Fall Papa verstehen müssen!!!«
Doch schnell wurden die Sätze wieder durchgestrichen, so daß sie nicht mehr zu lesen waren.

Papa hatte dann die Klinik verlassen können. Es ging ihm gut, und er arbeitete weiter in seiner Schule. Er war wieder gesund.
Die Zeit ohne den Vater hatte Merle als sehr seltsam empfun-

den. War es besser, leichter für sie, wenn er nicht da war? Es gab nach wie vor die heftige Sehnsucht und eine wilde, verzweifelte Hoffnung, den Vater liebhaben zu können und von ihm für immer liebgehabt zu werden. Doch die andere Merle schien sich zu freuen, daß Papa nicht da war.

In ihr selbst hingegen stiegen Gefühle hoch, daß ein Kind sich niemals freuen dürfe, wenn der Vater nicht zu Hause sein konnte. Oder krank im Bett lag. Nur schlechte Kinder lachten - waren nicht traurig, wenn ihr Vater nicht bei ihnen war.

Manchmal spürte sie die Gedanken der anderen, wütenden Merle in sich, und das waren Gedanken, die entsetzliche Furcht mit sich brachten. Wenn der Vater nun im Krankenhaus bleiben würde? Wenn er nie mehr wiederkäme? Was dann? Doch so etwas durfte man niemals denken, nicht einmal die andere Merle.

Gefühle von rasender Angst und tobender Wut krachten gleichzeitig aufeinander. Wie zu Stein geworden stand Merle im Badezimmer vor dem Spiegel. Sah sich an.

»Widerliche, schmutzige, lächerliche Merle.« Eine Kinderstimme sprach leise, fast boshaft zum Spiegelbild. »Du bist wirklich eine verdorbene, überhebliche, verlogene Hexe! Jammere nicht so! Das Jammern kann Papa überhaupt nicht ausstehen! Du bist...«

Voller Entsetzen schlug Merle sich auf den Mund. Sah dann, daß ihr Spiegelbild dieselbe Bewegung ausführte.

Langsam rollte eine Träne aus dem Augenwinkel.

Ein Sonnabendmorgen im Februar. Es war Papas Geburtstag. Mama deckte den Frühstückstisch diesmal im Wohnzimmer, mit frischen, noch warmen Brötchen, verschiedenen Sorten Käse, mit duftendem Kaffee.

Merle hatte von ihrem Taschengeld einen kleinen Strauß blauer Blumen gekauft und legte nun noch ein Bild für ihren Vater dazu. Vorsichtig und etwas ängstlich schaute sie in sein Gesicht.
Auf dem Bild war die kleine Brücke in den Wallanlagen zu sehen. Ein Mädchen lief über den sonnenbeschienenen Weg, und am Ende der Brücke stand Papa wartend da - mit weit geöffneten Armen.
»Das Bild und die Blumen sind wunderschön.«
Der Vater nahm Merle in die Arme - wie auf dem Bild - und Merle fühlte sich ganz leicht und glücklich werden. Sie liebte ihren Vater so sehr.
Am Abend saßen sie dann mit Papas Geburtstagsgästen zusammen. Sie hörten Musik, tranken Wein und Saft, lachten und redeten miteinander, aßen einen Zwiebelkuchen, den Mama gebacken hatte. Papa hatte auch Ullas Eltern eingeladen, doch sie konnten nicht kommen, da sie selbst Besuch hatten.
»Beim nächsten Mal klappt es bestimmt«, sagte Ullas Vater, als er am Telefon gratulierte.

Die Wochen liefen weiter. Wie immer. Der Frühling kam. In der Marienstraße blühten bereits die Rot- und Weißdornbäume. Merle hatte in den Osterferien nicht zu den Großeltern auf die Insel fahren dürfen, wie es eigentlich geplant war. Ihr Vater meinte plötzlich, daß die Ferien dafür zu kurz seien.
Draußen schien eine goldene Aprilsonne.
Im kleinen Vorgarten wartete Merle auf Ulla. Die beiden hatten sich zum Rollschuhlaufen verabredet, Ulla würde gleich kommen.
Es war schön, daß sie tatsächlich eine beste Freundin hatte. Trotzdem fragte sie sich immer wieder, weshalb Ulla gerade

mit ihr befreundet sein wollte. Meinte sie es wirklich ernst? Eigentlich konnte doch niemand gern mit ihr zusammen sein. Eigentlich mußte doch auch Ulla spüren, daß Merle innerlich schmutzig und schlecht war.
Gelegentlich verhielt sich Merle so, daß ihre Freundin hätte wütend werden müssen. War voller Abwehr. Antwortete nicht. Schüttelte den Kopf. Sagte dann zu allem »Nein«. Kein Mensch konnte sie auf Dauer ernsthaft mögen. Es mußte ein Irrtum sein. Manchmal wurde Ulla auch wütend und lief davon. Sie kam jedoch wieder, um sich mit Merle zu vertragen.

Merle saß neben dem Apfelbaum, den der Vater eingepflanzt hatte. Es ist noch ein Kinderbaum, dachte sie und sah hoch. Mit Pflanzen, Bäumen und Tieren, sogar mit Blattläusen, ging Papa immer sehr zart und liebevoll um. Einmal hatte er davon erzählt, wie er am Stadtsee neben sich im Gebüsch einen Zweig voller Blattläuse entdeckt hatte. Er hatte sich unglaublich davor geekelt und den Zweig dann ins Wasser gehalten, um die Blattläuse zu ertränken. Die Tierchen aber waren alle rasch an die Wasseroberfläche gestiegen.
»Und da«, sagte Papa, »da sah ich plötzlich unten am Zweig noch eine alte Blattlaus sitzen. Und von oben kamen zwei kleinere Blattläuse angekrochen. Sie krochen zur alten Blattlaus, um sie im Tod nicht allein zu lassen. Ich war so bewegt. Ich habe das nie vergessen können.«
Papas Lippen zitterten, seine braunen Augen füllten sich mit Tränen. Schnell senkte Merle den Kopf und fühlte, wie sich zwei Kinderhände unter dem Tisch verkrampften. Waren es ihre Hände? Die Hände hatten sich vor Zorn und Haß ineinander verkrampft. Papa hatte Mitleid für drei Blattläuse?
Mama hörte - wie immer - lächelnd und schweigend zu.

Neulich hatte Merle während des Mittagessens davon erzählt, daß einer der Schüler so gemein sei - wie ein Schwein. Der Satz war ihr einfach herausgerutscht, und der Vater reagierte empört.
»Beleidige das Schwein nicht«, hatte er gesagt. »Es ist eine Beleidigung für das Tier, wenn du so gedankenlos daherredest!«
Er schien Schweine und auch Blattläuse mehr zu mögen als Kinder. Sie würde noch strenger auf ihre Worte achten müssen.

Merle kniete im Gras und berührte vorsichtig die neuen Pflanzen, die am Rand des Rasens wuchsen. Das alte Phantasiespiel vom letzten Jahr fiel ihr wieder ein - ein Spiel, das sie so oft gespielt hatte und in dem sie immer die Königin gewesen war. Erneut stellte sie sich vor, eine Königin zu sein. Und unter den Tulpen und Narzissen lebten lauter kleine Männchen, die alle ihr gehörten.
»Ihr müßt alles tun, was die Königin befiehlt«, sagte sie mit leiser, böser Stimme. Schnell schaute sie hoch, ob auch niemand zuhörte.
»Und wenn ihr nicht sofort gehorcht, dann werdet ihr ganz schrecklich bestraft!«
Doch an diesem Tag brachte das vertraute Spiel nur furchtbare Wut in ihr hoch. Und Angst vor der Wut, weil man sie kaum mehr festzuhalten vermochte. Denn da lebte immer noch die zweite Merle in ihr, die so voller Zorn und Haß war. Merle konnte den rasenden Zorn der anderen tief in sich fühlen. Zorn darüber, was der Vater immer wieder tat.
Sie fürchtete sich vor dieser zweiten Merle. Manchmal hatte sie den Eindruck, als ob diese Merle Dinge tun konnte, die sie selbst nie tun würde. Vielleicht war die andere Merle so

stark, daß sie dann nichts mehr würde verhindern können. Was würde die wütende Merle alles machen, wenn sie selbst nicht aufpaßte und sie nicht zurückhalten konnte? Sie sah, wie die Hände sich zu Fäusten ballten.
Der Vater war für drei Tage verreist - zu einer Fortbildung. Er würde jedoch morgen zurückkehren.
Und was würde dann wieder geschehen? Wärme? Oder Kälte? Was würde sie in seinen Augen, in seinem Gesicht lesen?
Ängstlich, ratlos, unsicher sah Merle auf ihre Hände.
Da wurde auf einmal die Haustür aufgestoßen. Mit sonderbar schwerfälligen Schritten stolperte Mama in den Vorgarten. Über ihr Gesicht liefen Tränen. Merle sah überrascht hoch. Weshalb weinte sie? Worüber weinte sie?
Die Mutter packte Merle bei den Schultern.
»Dein Vater ist tot«, schluchzte sie, »dein Vater ist tot! Er hatte einen Herzanfall. Sie haben gerade vom Krankenhaus aus angerufen! Er ist tot!«
Sie schrie so laut. Sie stand auf dem Rasen und schrie und schluchzte. Merle war wie in einem kalten Nebel. Sie schaute ihre Mutter an, die offenbar vollkommen verzweifelt vor Schmerz und Trauer war.
Der Vater war tot? Was bedeutete es, wenn der Vater tot war? Schwach erinnerte sie sich an die kochende Wut der anderen Merle, die sich im Januar gewünscht hatte, daß der Vater niemals mehr aus dem Krankenhaus zurückkommen würde. Der Vater war tot. Hatten diese Gedanken etwas mit seinem Tod zu tun?
»Verstehst du denn nicht?« Die Mutter weinte und schüttelte Merle. »Papa ist gestorben. Hörst du nicht? Begreif doch endlich! Er hat uns für immer verlassen! Für immer!«
Doch Merle fühlte nichts, weder Schmerz noch Trauer noch Sehnsucht. In ihr war Leere. Kühle, leichte Leere. Der Tod

des Vaters war eher wie ein ganz alltägliches Ereignis. So wie, daß morgen ein Sonnabend kam. Oder - daß in der nächsten Woche eine Mathematikarbeit geschrieben wurde.
Der Vater war also wirklich tot?
Ullas Mutter kam aus ihrer Haustür gelaufen. Sie hatte das laute Weinen gehört und wollte wissen, was geschehen war, wollte helfen. Tröstend nahm sie Merles Mutter in die Arme.
»Wenn Sie irgend etwas brauchen, so sagen Sie es mir«, erklärte sie dann. »Und Merle kann ja vielleicht erst einmal zu uns kommen. Sie kann auch bei uns schlafen, wenn Sie es möchten. Ich will Ihnen helfen, Frau Adam. Kommen Sie, ich bringe Sie nach oben. Und dann sprechen wir miteinander. Und du, Merle, lauf zu Ulla hoch. Sag ihr, was geschehen ist, und bleib erst einmal bei ihr.«

Merle

Zur Beerdigung des Vaters kamen viele Menschen, auch die Lehrer der Schule, an der er unterrichtet hatte. Die Großeltern waren sofort gekommen, um für drei Wochen bei Mama und Merle zu wohnen. Sie wollten ihrer Tochter und auch Merle über die erste Zeit der Trauer und des Abschiednehmens hinweghelfen. Papas Schwestern waren ebenfalls da, sie würden jedoch gleich nach der Beerdigung wieder abreisen.

Montag - der Tag der Beerdigung.

In Schwarz gekleidet standen alle um das offene Grab herum. Und die Mutter weinte und weinte. Auch andere hatten Tränen in den Augen.

Merle weinte nicht, sie konnte nicht weinen. Eigentlich hätte sie am liebsten gelacht. Doch sie wußte, daß sie ein trauriges Gesicht machen mußte.

Alle hatten Mitleid mit ihr. Und sie genoß es, im Mittelpunkt der Beachtung zu stehen. Eigentlich hatte sie sogar am Sonnabend vor der Beerdigung in die Schule gehen wollen, weil Lehrer und Schüler so voller Fürsorge und Freundlichkeit für sie waren. Doch das hatte Mama nicht zugelassen.

»Es wäre wie eine Entwürdigung für deinen Vater, wenn du jetzt in die Schule gehst«, hatte sie unter Tränen erklärt.

Also blieb Merle in diesen Tagen zu Hause. Es kam sehr viel Besuch, so viele Menschen wie nie zuvor.

»Du armes Kind«, sagten Verwandte, Freunde und Bekannte. »Weine ruhig. Es ist furchtbar für ein Kind, wenn der Vater stirbt. Und du hattest einen so lieben, guten Vater.«

Guter Vater? Lieber Vater? Merle weinte nicht. Sie fühlte überhaupt nichts in sich. Und auch Pelle, der große Bär, hatte nur ganz laut gelacht, als sie ihm vom Tod des Vaters erzählt hatte.

Sie stand am Grab, in einem schwarzen Kleid, schwarzen Strümpfen, schwarzen Schuhen.
»Du mußt jetzt den Strauß für deinen Vater hinlegen«, flüsterte Mama.
Merle sah auf die Blumen - weiße Margeriten - und ließ sie in das Grab fallen. Der gebundene Strauß krachte auf den Sarg. Für einen Augenblick glaubte sie, daß sie versehentlich einen schweren Stein auf den Sarg geworfen hatte. Aber da lagen nur die weißen Blumen.
Das schreckliche Geräusch des Aufprallens auf dem Sarg kehrte zu ihr zurück. Erschrocken legte sie die Hände an die Ohren. Doch es half nicht, die Ohren zu verschließen. Das Krachen saß schon in ihr.
War der Vater wirklich tot?
Trug sie die Schuld daran, daß der Vater gestorben war? Hatten die Wünsche einer wütenden Merle etwas mit dem Tod des Vaters zu tun? Wilde Angst stieg in ihr hoch.

Zeit der Trauer und Zeit des Abschiednehmens? Die Großeltern fuhren zurück auf ihre Insel. Der Vater war nicht mehr da, war tot, und trotzdem ließ Mama sein Arbeitszimmer so, wie es immer ausgesehen hatte.
Das Zimmer mit dem großen, weichen Sofa wurde von niemandem benutzt. Hin und wieder ging die Mutter mit dem Staubsauger hinein. Putzte die Fenster. Putzte den langen Spiegel mit der kunstvollen Einfassung, der über dem kleinen Schrank in der Ecke hing. Einmal stand sie lange vor dem Bild mit dem Teich, der Kröte, dem Strandläufer, den Margeriten und den Walderdbeeren, das Merle zu Weihnachten für ihren Vater gemalt und das er dann in einem blaßblauen Rahmen aufgehängt hatte. Tränen rannen über ihr Gesicht, Merle sah es durch die offene Tür.

Tage, Wochen und Monate vergingen, mal schnell, mal langsam. Merle aß und trank. Von der nahen Kirche her drangen die schweren Glockenschläge bis tief ins Innere. Hörte sie die Glockenschläge - wie damals bei der Beerdigung - sah sie unvermittelt das Gesicht des Vaters vor sich.
Sie ging mit Ulla zur Schule. Die beiden spielten weiter viel zusammen. Und gelegentlich übernachtete Merle an Wochenenden bei Ulla.
Merle zeichnete und malte.
Immer noch schrieb sie Tagebücher, die sie dann in den Wallanlagen vergrub. Sie hatte Ulla davon erzählt, daß sie ihre Bücher beerdigte, wenn sie vollgeschrieben waren. In einigen Tagebüchern standen auch Gedichte. Ulla durfte zwei Gedichte lesen.
»Aber die sind doch absolut toll«, sie sah Merle bewundernd an. »Ich könnte nie so etwas schreiben. Und weshalb vergräbst du deine Tagebücher? Das verstehe ich nicht. Such dir doch bei euch zu Hause ein Versteck, wo niemand sie finden kann.«
Merle schüttelte den Kopf.

Die Mutter trug jetzt keine schwarzen Kleider mehr, hatte sie in den Schrank gehängt. Einmal in der Woche, sonnabends, ging sie mit Merle zum Friedhof. Sie begoß die Pflanzen, die auf dem Grab ihres Mannes wuchsen, zupfte Unkraut und stand dann für eine Weile still vor seinem Grabstein. Merle hatte versucht zu sagen, daß sie nicht mit auf den Friedhof gehen wollte. Doch Mama blieb unerbittlich.
»Es gehört sich so«, erklärte sie, »und etwas mehr Trauer könntest du wohl wirklich zeigen. Schließlich hat dein Vater immer sehr viel für dich getan. Bei dir aber habe ich manchmal das Gefühl, daß du überhaupt nicht um ihn trauerst.«

Doch Merle antwortete nicht. Schweigend verließ sie mit ihrer Mutter den Friedhof.

Nach wie vor saß sie gern allein auf dem kleinen Dachboden, las und träumte.
Zu Hause holte sie sich ein Buch aus dem Bücherregal im Wohnzimmer und lief damit auf den Dachboden. Das Lesen wurde immer mehr zu einer ihrer Lieblingsbeschäftigungen. Während des Lesens verwandelte sie sich in die Menschen, die in den Büchern beschrieben wurden. Und sie lebte deren Leben. Sie las ein Buch nach dem anderen. Sie lebte in Bücherwelten und holte sich die Personen aus den Büchern in ihre Tagträume hinein.
Abwechselnd war sie eine Indianerin oder eine Schauspielerin oder eine große Forscherin. Sie las Reisebücher, Theaterstücke, Kinderbücher, Geschichtsbücher, Biographien berühmter Menschen. Am schönsten wäre es, dachte sie, wenn ich allein in einem Zimmer liegen könnte. Und oben an der Decke würden dann alle Bücher der Welt erscheinen und sich ganz von allein umblättern. Niemand käme mehr in mein Zimmer, ich wäre für immer allein, und ich würde alles, alles lesen können.
Einmal würde sicher auch ihr eigenes Leben anfangen.
Das alles bisher - das waren nur Vorstufen zum Leben hin. Möglicherweise erlebte das jeder Mensch genauso wie sie. Vielleicht auch nicht. Irgendwann mußte das Leben auch zu ihr kommen. Ganz bestimmt.
Merle wußte nicht, daß das Leben schon längst begonnen hatte. Mit dem Tag ihrer Geburt.

Eines Tages hörte sie auf, sich die bösen Phantasie-Träume vorzuführen. Es war nicht länger notwendig eine Königin zu sein, die kleine Männchen schwer bestrafte. Und auch der innere Zwang, in Tagträumen ein Merle-Baby an Baumstämmen zu zerschmettern, verschwand. Auf einmal war es vorbei.

Doch die große, heiße, rote Wut, sie hörte nicht auf. Sie wurde noch wilder und kochender als in den vergangenen Jahren. Manchmal bekam sie fast keine Luft mehr vor Haß und Wut. Haß und Wut auf etwas, das man nicht beim Namen nennen konnte. Sie wußte nicht, woher diese rasende Wut kam. Alles verfinsterte sich vor ihren Augen und fiel auseinander.

Aber es gab - wie von allein - ein Gegenmittel, wenn die Wut so groß wurde, daß sie glaubte, gleich auseinanderbrechen zu müssen.

In solchen Augenblicken hatte sie den verwirrenden Eindruck, als ob sie von der zweiten Merle, die verborgen in ihr saß, zur Seite gedrängt würde. Und diese Merle - voll mit Zorn und Haß - sie stürzte dann einige Treppenstufen hinunter. Schlug hin auf Steine. Oder - sie schnitt sich mit dem kleinen, scharfen Teppichmesser an den Armen und Handgelenken. Nicht zu tief. Nicht so, daß es hätte gefährlich werden können. Doch dieser wirkliche Schmerz half, für eine Weile den Schmerz und die Wut zu überdecken, die tief im Inneren saßen. Es war wie ein Gegenschmerz. Und sie selbst fühlte sich dann auch wieder, wenn diese Verletzungen geschahen.

Die Mutter schien nichts davon zu bemerken. Sie sagte nur manchmal etwas von einem »außerordentlich ungeschickten Mädchen«, wenn Merle sich wieder ein Pflaster holte.

Merle achtete sehr darauf, daß Mama sie nie ohne langärmelige Hemden oder ohne Pullis sah. Wenn sie duschte, ver-

schloß sie vorher fest die Badezimmertür. Als der Sommer kam, ging sie nicht mehr zum Schwimmen. Und beim Sportunterricht trug sie immer T-Shirts mit langen Ärmeln, ganz gleich, wie heiß es war.
Und wenn doch jemand zufällig ein Pflaster auf dem Handgelenk sah und danach fragte, erklärte sie: »Da hat mich eine Katze mit ihren scharfen Krallen gekratzt.«
Oder sie sagte lachend: »Das Brot, in das ich hineinschneiden wollte, war zu hart. Und da ist das Messer abgerutscht.«

Sie sah gern zu, wenn sich andere Menschen stritten und schlugen. Wenn sich während der Pausen Kinder auf dem Schulhof prügelten, dann hatte sie den Eindruck, als ob diese Jungen die »Merle-Wut« ausdrückten und den Haß der zweiten Merle austobten.
Los, schlagt euch weiter, dachte diese Merle. Hört nicht auf! Tretet euch! Schlagt euch noch stärker! Nicht aufhören!
Entsetzt hielt sich Merle die Ohren zu.
»Was ist denn los mit dir?« fragte Ulla verwundert, die neben ihr auf dem Schulhof stand. »Weshalb hältst du dir die Ohren zu?«
Merle ließ die Hände fallen. Schwieg.
Ulla dachte nach. Merle hatte also mal wieder ihre »komischen fünf Minuten«, wie Ulla es nannte. Weshalb verhielt sie sich immer wieder so seltsam? Vielleicht konnte ihre Mutter doch einmal mit Merles Mutter reden. Es mußte eine Erklärung für Merles sonderbares Verhalten geben.

Im Fernsehen sah Merle gelegentlich Boxkämpfen zu.
»Ich verstehe nicht, wie du dir das freiwillig anschauen kannst«, sagte Mama und ging dann kopfschüttelnd aus dem Zimmer.

Doch auch die Boxkämpfe waren nur ein Mittel, um für Stunden die rasenden Schmerzen und die Wut im Inneren zu betäuben.

Manchmal, wenn Merle abends in ihrem Bett lag, hatte sie das Gefühl, als ob ihre Seele, ihr Herz in lauter kleine Stücke geschnitten seien. Es tat so weh, daß sie fast nicht mehr atmen konnte.
Immer häufiger versteinerte sie. Fühlte sich schwerer und schwerer werden. Sie war nicht wirklich aus Stein - das wußte sie - doch sie fühlte es so. Auch ihre Worte kamen dann wie große, graubraune Steine aus dem Mund.
Sie glaubte oft, daß ihr Kopf schrumpfte. Und der Eindruck war so stark, daß sie zum Spiegel laufen und nachsehen mußte, ob der Kopf wirklich so klein geworden war.

War sie mit anderen Menschen zusammen - in der Schule oder in Ullas Familie oder auch, wenn Besuch kam - dann hatte sie das Gefühl, als ob eine große, schwarze Spinne auf ihrem Rücken saß. Vielleicht war es so, daß jeder die Spinne sah, nur sie nicht. Schnell legte sie die Hand auf den Rücken. Doch da war keine Spinne. Trotz dieses Wissens aber blieb die Empfindung, daß sich in ihrem Rücken eine unsichtbare Spinne festgebissen hatte.
Und oft hörte sie eine Stimme in sich, die hämisch lächelnd Böses über sie sagte, in einem zugleich eiskalten Ton.
»Lügnerin! Du bist schlecht! Du bist schamlos! Du bist eine schmutzige, kleine, überhebliche Hexe! Du bist verdorben! Du bist infam und unehrlich! Du wolltest deinen Vater verführen! Du wolltest deinen Vater verderben! Und du hast Schuld an seinem Tod! Du wolltest ihn in deinen Sumpf ziehen! Lügnerin!«

Welche Stimme war das? Eine Merle-Stimme? Die Stimme des Vaters? Oder beides? War der Vater wirklich tot?

Da waren im Januar verborgene Gedanken der anderen Merle gewesen. Gedanken, wie es wäre, wenn der Vater nie mehr aus dem Krankenhaus zurückkommen würde. Damit es nicht länger die heimlichen Unheimlichkeiten geben mußte. Nun war er nicht mehr da.
Es gab keinen Vater mehr, dessen Mund zu zittern begann und über dessen Gesicht große Tränen liefen. Der sie schnell und hart schlug. Der sie weich in seine Arme nahm. Der sie so seltsam, so sonderbar streichelte und berührte. Der böse Worte zu ihr sagte. Und der dann unvermittelt wieder freundlich aussah, voller Liebe lächelte. Er ging nie mehr die Treppe hoch. Saß nie mehr an seinem braunen Arbeitstisch, um zu schreiben. Hatte sie schuld? Konnte man mit solch schmutzigem Denken erreichen, daß ein Vater starb?
Sie versuchte, sich gute innere Bilder zu holen, gegen die Alpträume. Doch die Nacht kümmerte sich nicht um die guten Bilder. Träume zerstörten den Morgen, und Merle wachte durch ihr eigenes Schluchzen auf.
Alles das machte Merle von Tag zu Tag mehr Angst.
Und immer wieder fragte sie sich, weshalb sie um den Tod des Vaters nicht weinen konnte. Sie mußte ein ganz besonders schlechtes Kind sein, wenn es ihr nicht möglich war zu trauern. Ulla würde sicher weinen, wenn ihr Vater sterben würde. Sie fragte danach.
»Ja«, bestätigte Ulla, als sie über die Wallanlagen gingen. »Wenn mein Vater sterben würde, das wäre entsetzlich. Ich könnte bestimmt nie mehr aufhören zu weinen. Weshalb fragst du so etwas?«
Merle verstummte. Nachdenklich sah Ulla ihre Freundin an.

Zu Hause saß Merle dann an ihrem Tisch. Aus dem Zimmer nebenan hörte sie das Klappern von Mamas Schreibmaschine. Merle zog sich in sich selbst zusammen. Alles schmerzte. Schuldgefühle und Furcht wuchsen. Wieder hatte sie den Eindruck einer riesigen Hand, die ihren Hals umklammert hielt. Gleich würde sie ersticken.
Der unsichtbare Schrank schien überfüllt zu sein. Diese Schrecken konnte sie nicht in die unsichtbaren Schubladen legen. Und es war nicht möglich, davon in ihren Tagebüchern zu schreiben.
Es mußte doch einen Menschen auf der Welt geben, mit dem sie sprechen konnte. Sie wußte nicht mehr, was richtig oder falsch war. Wer konnte es ihr sagen? Sie wollte richtig leben, das Leben sollte endlich auch für sie beginnen. Wem konnte sie von den inneren und äußeren Schmerzen erzählen?
Wenn sie bei Ulla war, hatte sie oft das Gefühl, als ob deren Eltern sie fragend ansehen würden. Wußten Ullas Eltern etwas von dem, was mit dem Vater und ihr geschehen war? Ahnten sie möglicherweise etwas von dem unheimlichen Geheimnis?
Wem konnte sie davon erzählen? Wem?

Ein heftiges Gewitter tobte über der Stadt.
Merle saß in ihrem Zimmer auf dem Bett und las. Sie hatte ganz laut Musik angestellt, damit sie das scharfe, krachende Donnern nicht hörte.
Und weil sie nicht länger die Stimme im Inneren hören wollte, die lachend Schlechtes über sie erzählte. Doch die hämische Stimme im Inneren war eindringlicher, lauter als das Gewitter und die Musik.
Wut und Furcht stiegen in wirbelnden Kreisen hoch und immer höher, und Merle begann vor Angst zu zittern.

Sie stand auf und lief ins Wohnzimmer, wo die Mutter an einem Brief schrieb.

»Mama, bei mir geschieht irgend etwas sehr Seltsames, ganz oft.«

Die Mutter schaute hoch. »Was ist denn?« fragte sie mit angestrengter Stimme. »Ich muß gerade einen wichtige Brief an die Versicherung schreiben.«

Merle sprach jetzt ganz schnell.

»Manchmal habe ich das Gefühl, daß neben mir noch eine zweite Merle steht und redet. Eine ganz andere Merle - mit unheimlich viel Wut und Haß. Es ist so, als ob sie in mir wohnt und mich manchmal wegdrängen möchte. Und in meinem Kopf höre ich eine Stimme, wie die von Papa. Die Stimme redet ganz schlecht über mich. Und dann... dann werde ich wie zu einem schweren Stein. Ich muß im Spiegel nachsehen, ob ich nicht wirklich versteinert bin...« Sie schwieg.

Die Mutter schaute wieder auf ihren Brief und antwortete dann flüchtig und wie nebenher: »Nun, vielleicht wirst du verrückt. Dann müssen wir dich wohl in eine Klinik bringen...«

Mama schrieb weiter an ihrem Brief. Sie tat so, als hätte Merle überhaupt nichts gesagt.

Regen und Hagelkörner prasselten jetzt auf das Glasdach des Wintergartens. Es war wie im April, als die Blumen auf den Sarg des Vaters krachten.

Und wie im vergangenen Herbst klirrte und splitterte es in Merle, so daß sie glaubte, es sei zu hören. Langsam, wie betäubt, ging sie in ihr Zimmer zurück.

Da war der Schrank, den außer ihr niemand sehen konnte. Alle Sätze, die sie vorhin der Mutter gesagt hatte, nahm sie nun in ihre Hände. Die Hände zitterten.

Sie legte die Sätze und auch die Antwort ihrer Mutter in die oberste, unsichtbare Schublade. Dann verschloß sie in Gedanken ganz fest den Schrank.
Niemals mehr würde sie einem anderen Menschen von der zweiten Merle, den hämischen, boshaften, inneren Stimmen und dem Versteinern erzählen.
Es gab keinen Ausweg mehr. Das Leben war so und nicht anders für sie bestimmt. Niemand sollte merken, was mit ihr war. Vielleicht gab es die Möglichkeit, sich an Schrecken und Elend zu gewöhnen? Sie würde es versuchen.
Sie würde es versuchen müssen.
Der Sommer ohne den Vater ging vorüber. Die Stunden der Tage und Nächte waren zäh, langsam. Merle nahm die Zeit fast nicht wahr. Die Zeit löste sich auf. Stand die Sonne am Himmel oder schoben sich Wolken vor den Mond? Oft schien es ihr so, als ob über den Tagen und Nächten ein dichter, grauer Schleier liegen würde, der auch über sie geworfen wurde. Wie ein großes Tuch. Doch dann riß dieser Schleier wieder auf und sie hörte, wie eine Stimme sehr leise, sehnsüchtig »Papa« rief. War sie es selbst, die eben gerufen hatte?

Mama hatte in den vergangenen Wochen angefangen, häufiger mit Merle zu sprechen. Sie schien etwas lockerer zu werden. Wenn sie einkaufte, brachte sie oft irgend etwas Schönes für Merle mit. Ein Buch. Oder ein T-Shirt. Einen blauen Stein, den Merle zu ihrer Steine-Sammlung auf die Fensterbank legte. Oder auch manchmal eine kleine Pflanze.
Merle sah ihre Mutter an und bedankte sich für die Geschenke. Früher, als Papa noch lebte, da war die Mutter eigentlich nie wirklich zu sehen gewesen. Erst bei der Beerdigung des Vaters sah Merle sie deutlich. Erst seit diesem Tag hatte sie

das Gefühl, doch eine Mutter zu haben. Auch wenn da mehr und mehr sich steigernde Wut auf diese beständig lächelnde Mutter in ihr wuchs.
Vielleicht mußte sie selbst noch entschlossener die Jahre zuvor verändern. Denn wenn es schon keinen Vater gegeben hatte, der sie liebte, so konnte sie für sich selbst alles so erscheinen lassen, daß wenigstens die Mutter sie eigentlich immer geliebt hatte. Dies nur nicht hatte zeigen können.
Vielleicht hatte sie doch nie etwas von den heimlichen Unheimlichkeiten gewußt. Vielleicht aber hatte Merle die Liebe ihrer Mutter nur nicht richtig sehen können. Sicher war sie selbst eben nie ein Kind gewesen, das der Vater und die Mutter hätten liebhaben können.
Merles Kopf fing an zu schmerzen.

An diesem Wochenende hatte Merle wieder bei Ulla übernachtet. Am Sonntagnachmittag ging sie dann nach Haus. Sie wäre gern noch länger bei Ulla und ihrer Familie geblieben. Dort fühlte sie sich wohl. Konnte für diese Zeit alles vergessen, was geschehen war. Und die kleinen Brüder, Philipp und Michael, sie waren so niedlich. Als sie entdeckten, wie gut Merle zeichnen konnte, wollten sie ständig Bilder von ihr haben. Also zeichnete Merle Wunschbild für Wunschbild, bis Ulla meinte, daß es jetzt aber genug sei.
»Schließlich ist sie meine Freundin und nicht eure«, hatte sie lachend erklärt.
Sie brachte Merle noch bis zur Haustür. Dann lief sie schnell die Treppe hoch. Sie stand im Wohnzimmer und sagt: »Ich muß mit euch über Merle reden.«
Ihre Eltern tranken gerade Kaffee und schauten sie erstaunt an.
»Mit Merle ist irgend etwas komisch.« Ulla setzte sich in den

Sessel. »Wenn sie sich hier abends auszieht, dann macht sie das ganz schnell. Aber ich habe manchmal doch etwas gesehen. An den Armen hat sie dünne, lange Narben und immer wieder neue Pflaster. Ich habe versucht, sie danach zu fragen. Ob das ein Unfall gewesen wäre. Oder eine Operation im Krankenhaus. Doch da ist sie unheimlich wütend geworden. So habe ich sie überhaupt noch nicht erlebt. Ich soll nie, nie darüber sprechen, hat sie geschrien!«

»Du hast ja schon einige Male davon geredet.« Ullas Mutter rührte mit dem Löffel nachdenklich in ihrer Kaffeetasse. »Und vermutlich hast du recht, wenn du sagst, daß Merle anscheinend ein großes Problem mit sich herumträgt. Sie ist so sprunghaft. Und ich glaube auch nicht, daß der Tod ihres Vaters damit zu tun hat. Sie scheint deshalb nicht gerade sehr traurig zu sein. Es kann natürlich auch alles mit ihrer Entwicklung zusammenhängen. Wenn ein Mädchen in die Pubertät kommt, verhält es sich oft so wechselhaft.«

»Aber du hast doch versprochen, daß du mal mit Merles Mutter redest. Und ich finde, daß Merle wirklich ab und zu sehr komisch ist.«

»Weißt du, Ulla, so einfach, wie du es dir vorstellst, geht das nicht«, sagte der Vater. »Vielleicht würde Merles Mutter solch ein Gespräch als Einmischung empfinden. Du kannst aber Merle öfter zu uns einladen. Ihr seid ja gern zusammen, und ich habe den Eindruck, daß sie sich bei uns immer sehr wohlfühlt. Aber was du eben von ihren Narben erzählt hast, klingt tatsächlich nicht gut.«

»Kann man da nicht endlich etwas tun? Kann man ihr vielleicht helfen, ohne daß sie weiß, daß ich euch davon erzählt habe?« fragte Ulla. »Und ihr müßtet mal ihre Bildergeschichten sehen, die sie hier manchmal zeichnet. Sie zerreißt sie

meistens. Aber ein paar Blätter hat sie nicht zerrissen. Die habe ich heimlich aus dem Papierkorb herausgeholt, als sie wieder zu Hause war. Merle hat gesagt, daß ihre Mutter die Bilder niemals sehen dürfte. Es wäre ein ganz großes, schreckliches Geheimnis. Und deshalb würde sie diese Bildergeschichten nur bei uns zeichnen.«
Ulla brachte aus ihrem Zimmer einige zerknitterte Blätter. Sie zeigte ihren Eltern die gräßlichen Monster-Bilder, die Geschichten über den grausamen Zauberer und die böse Hexe. Und das Mädchen auf den Bildern, das sehr viel Ähnlichkeit mit Merle besaß, hatte nie einen Mund. Manchmal auch keine Arme und Hände. Ab und zu hatte Merle dem Mädchen ein Hasengesicht gezeichnet.
»Neulich habe ich sie gefragt, weshalb das Mädchen eine Hasenmaske trägt. Merle sagte, daß Hasen nie sprechen«, erklärte Ulla. »Und dabei hat sie die Zeigefinger über kreuz auf ihren Mund gelegt. Nicht sprechen - nicht sprechen, hat sie dazu gesagt.«

»Das alles hört sich wirklich sehr sonderbar an«, sagte Ullas Mutter. »Ich weiß auch nicht so schnell, was wir da machen könnten...«
»Weshalb wollt ihr denn nicht einfach ihre Mutter nach all dem fragen?« drängte Ulla beharrlich.
»Wir werden etwas für Merle tun, ich verspreche es dir«, sagte die Mutter. »Aber ich möchte da nichts überstürzen, wir kennen doch nicht die Gründe für Merles Ängste.«

An diesem Abend sprachen Ullas Eltern noch lange über Merle. Sie hatten ihre Bildergeschichten vor sich auf den Tisch gelegt.
»Es stimmt schon, wenn Ulla meint, daß Merle komisch sei«,

sagte die Mutter. »Und wenn ich genauer darüber nachdenke, fallen mir gleich mehrere Gelegenheiten ein, bei denen sie sich sehr seltsam verhalten hat.«

Was hatte Merle in Angst versetzt? Weshalb schrieb und zeichnete sie Bildergeschichten, die tatsächlich eindeutig zeigten, daß sie sich an einem inneren Ort des Entsetzens befand? Sie konnten es sich nicht erklären. Wo lagen die Ursachen für die Narben an Merles Armen? Weshalb war sie wieder und wieder so abwehrend und verschlossen?

An ihren Eltern konnte es wohl kaum liegen. Merles Vater hatte sich so liebevoll um seine Tochter gekümmert, als er noch lebte. Er hatte so viel mit ihr unternommen. Doch auf eine bestimmte Weise hatte die Familie auch sehr zurückgezogen gelebt. Und ihre Mutter?

»Auf mich wirkt Frau Adam eigentlich oft unsicher«,sagte Ullas Mutter. » Unecht. Mich hat immer ihr beständiges Lächeln irritiert. Es ist fast so, als ob sie morgens ihr Lächeln mit einem Knopf anstellen und abends wieder abstellen würde.«

Doch damit hing Merles Furcht wahrscheinlich nicht zusammen.

Wo und wie konnten sie die Wurzeln für Merles sonderbare Verhaltensmuster finden? Fragen. Fragen. Und je länger sie über Merle redeten, nachdachten, desto mehr wuchs ihre Besorgnis.

Es war spät geworden. Ullas Mutter entschied dann, daß es das Beste sei, am nächsten Morgen in einer Beratungsstelle anzurufen. Eine Beratungsstelle, wo Kinder und Jugendliche Hilfe finden konnten - Hilfe und Unterstützung bei Problemen, die sie nicht mehr selbst zu bewältigen vermochten. Sie würde dort erst einmal von Merles seltsamen Verhaltensweisen erzählen, ohne gleich ihren Namen zu nennen.

Möglicherweise gab es ganz einfache Erklärungen für alles. Aber vielleicht - sie sprach es zum Ende des Abends selber aus - vielleicht hatte Merle innerhalb ihrer Familie eine Form der Gewalt, der Mißhandlung erlebt, die nie nach außen gedrungen war. Die sorgfältig verborgen gehalten wurde. Verdeckt hatte bleiben sollen.
Doch das war eigentlich fast unvorstellbar.

Am nächsten Morgen suchte Ullas Mutter im Telefonbuch die Nummer einer therapeutischen Beratungsstelle, bei der sie hoffte, Antworten auf ihre Fragen zu Merle zu erhalten. Entschlossen rief sie dort an.
Und dann sprach sie von Merle, ohne ihren Namen zu nennen. Sie sagte, wie beunruhigt sie jetzt selbst sei - auch durch das, was ihre Tochter erzählt habe - und fragte, was sie machen könne, damit Merle über das, was sie anscheinend so quälte, endlich sprechen konnte.
»Als erstes müssen Sie erreichen, daß sie Ihnen vertraut«, antwortete die Frau in der Beratungsstelle freundlich. »Das ist das Wichtigste. Und solange sie selbst nicht redet, auch wohl offensichtlich nicht mit der eigenen Mutter, sollte sie auf keinen Fall dazu gedrängt werden. Es ist ein gutes Zeichen, daß sie sich bei Ihrer Tochter und in Ihrer Familie wohlfühlt. Aber erst dann, wenn sie sich wirklich bei Ihnen geborgen und sicher fühlt, kann sie über die Furcht und über ihre möglichen Probleme reden.«
»Vielleicht könnte ich ja vorsichtig versuchen, ihr von dieser Beratungsstelle zu erzählen. Möglicherweise wäre sie dann irgendwann bereit, selbst mit Ihnen zu sprechen. Und - ist es eigentlich sinnvoll, mit ihrer Mutter zu reden?«
»Das sollten Sie vielleicht noch nicht tun. Das Mädchen müßte auf jeden Fall damit einverstanden sein, und es

scheint so, als ob da eine große Blockade der Mutter gegenüber vorhanden ist. Es bestehen noch zu viele Unsicherheiten. Aber Sie können ihr zuhören. Lassen Sie sie sprechen, weitere Bildergeschichten zeichnen, heben Sie die Blätter auf und nehmen Sie sich Zeit für sie, soviel wie Ihnen möglich ist. Gehen Sie sorgsam, behutsam mit ihr um. Versuchen Sie, ihre Sichtweise ernst zu nehmen und ihre Wahrnehmungen zu bestätigen. Das ist das Allerwichtigste.«

Es wurde ein langes Telefonat, und Ullas Mutter war sehr erleichtert nach dem Gespräch. Es war gut, daß sie in der Beratungsstelle angerufen hatte. Sie fühlte sich nicht mehr so hilflos wie am Abend zuvor, sondern hatte das Gefühl, jetzt tatsächlich etwas für Merle tun zu können. Und sie konnte jederzeit wieder dort anrufen, wenn es neue Fragen gab.

Zu Ulla sagte sie, daß vorerst niemand von ihnen allen zu anderen von Merles Problemen reden dürfe - sie wüßten ja auch nicht, wo die Ursachen für das lagen, was Merle offenbar so belastete.

Ulla verstand das sehr gut. »Schade, daß Merle ihrer Mutter nichts erzählen kann. Ich kann mit dir und Papa über fast alles reden.«

Ullas Mutter fragte Frau Adam, ob sie damit einverstanden sei, wenn Merle häufiger bei ihnen übernachten würde.

»Die beiden Mädchen sind ja wirklich dicke Freundinnen geworden«, sagte sie. »Und ich glaube, Ihnen würde etwas Ruhe auch gut tun. Sie leiden doch immer noch sehr unter dem Tod Ihres Mannes, nicht wahr?«

»Eigentlich ist es in den vergangenen Wochen etwas leichter geworden«, sagte Merles Mutter. »In der letzten Zeit habe ich sogar manchmal darüber nachgedacht, ob ich nicht in meinem alten Beruf eine Art Halbtagsstelle finden könnte.

Ich wollte das sowieso tun. Aber würde es nicht zuviel werden, wenn Merle jetzt öfter bei Ihnen ist? Sie haben eine große Familie mit drei Kindern.«
»Merle macht uns überhaupt keine zusätzliche Arbeit. Im Gegenteil - Ulla ist dann beschäftigt, und auch mit Philipp und Michael spielt Merle so voller Phantasie und so liebevoll. Ganz fürsorglich. Vielleicht haben Sie ja auch manchmal für eine Stunde Zeit, um uns zu besuchen. Sie müssen unbedingt wieder unter Menschen kommen.«
»Das fällt mir im Augenblick noch zu schwer. Aber ich danke Ihnen für die Einladung und auch dafür, daß meine Tochter bei Ihnen sein kann.«

Wenn Merle jetzt bei Ulla übernachtete, setzte sich die Mutter abends noch zu den beiden Mädchen. Oft las sie ihnen Geschichten vor.
Doch dann kam Merle auf die Idee, sich selbst Geschichten auszudenken. Ulla sollte beginnen, eine Geschichte zu erzählen, und nach einigen Minuten war ihre Mutter an der Reihe die Geschichte fortzusetzen. Danach erzählte sie selbst die Geschichte weiter, wie sie es sich vorstellte. Der Phantasie wurden dabei keine Grenzen gesetzt. Jede konnte so ernsthaft oder witzig und auch Trauriges erzählen, wie sie es sich gerade wünschte. Sie hatten sehr viel Spaß daran, Geschichten zu erfinden.

An diesem Abend hatte Ulla von einem kleinen Mädchen erzählt, das Katharina hieß.
»Katharina wachte an einem Sonntag ganz früh auf und kletterte schnell aus dem Bett. Weshalb Eltern aber auch immer so lange schlafen müssen, dachte sie. Und dann überlegte sie: Ich kann mich aber schon waschen. Und die Zähne put-

zen. Die Zahncreme sah schön rosig aus und roch nach Erdbeerkaugummi. Damit wasche ich mir auch die Haare, überlegte Katharina. Und Mama freut sich, weil sie das dann nicht mehr tun muß.
Also verteilte Katharina den Tubeninhalt über ihr Haar. Es roch wirklich gut. Nur - die Haare standen jetzt nach allen Seiten ab, weil die Zahncreme hart geworden war und sich nicht aus dem Haar spülen ließ.«
Ullas Mutter lachte. Sie war jetzt an der Reihe, weiter zu erzählen.
»Katharina beschloß, den Frühstückstisch zu decken. Sie stellte das beste Geschirr auf den Tisch. Und Weingläser. In die Weingläser goß sie Milch. Und weil es so netter aussah, rührte sie noch Senf aus der Tube hinein und streute Vanillezucker obenauf. Dann wollte sie Eier in der Pfanne braten, aber wie machte man das? Doch wozu hat man schließlich Eltern?
Katharina spazierte ins Schlafzimmer und kroch zu ihren Eltern ins Bett. Mama blinzelte. Papa blinzelte. ›Irgendwie riecht es hier so komisch, nach Senf und Vanille‹, meinte Papa. ›Es riecht, glaube ich, nach Erdbeeren‹, sagte Mama. ›Mitten im Winter?‹ fragte Papa.
Auf einmal saß er kerzengerade im Bett. Fassungslos sah er Katharinas Haare an. Und ihre Hände waren mit Senf verschmiert. Mama war jetzt ebenfalls hellwach. ›Mein Haar habe ich mir schon mal mit Zahncreme gewaschen‹, erklärte Katharina stolz. ›Und der Tisch ist auch schon gedeckt. Nur, wie kann man Eier braten?‹
Mama fing an zu lachen. Papa fing an zu lachen. ›Nun, da haben wir wohl wirklich zu lange geschlafen‹, sagten sie. ›Aber erst einmal die Haare und Hände waschen‹, erklärte Mama. ›Niemand kann von mir verlangen, daß ich neben ei-

nem lebendigen Senf-Vanille-Erdbeer-Kaugummi sitzen soll.‹«

Ullas Mutter sah Merle auffordernd an.

»In der Küche sah der Vater den gedeckten Frühstückstisch und lachte«, erzählte Merle weiter. »Und er trank aus seinem Glas einen großen Schluck Milch. Doch da merkte er, daß Senf in der Milch war, und er fing an, zu schreien. Die Mutter sagte nichts, sie schwieg. ›Du bist ein ganz schlimmes, böses Kind‹, brüllte der Vater.

›Aber ich wußte doch nicht, wie man alles richtig macht. Ich bin doch noch so klein, noch nicht mal fünf Jahre alt‹, erklärte das Mädchen und fing an zu weinen. ›Hör sofort auf zu weinen‹, die Stimme des Vaters wurde plötzlich ganz leise. ›Jammern bringt nichts. Sonst gebe ich dir einen Grund, damit du jammern kannst!‹ Und voller Wut schlug er das Mädchen mitten ins Gesicht. Und die Mutter - die Mutter lief schnell aus der Küche. Da wurde das Mädchen auf einmal riesig-groß, es wuchs bis zur Decke hin. Erschrocken stand der Vater da. ›Für das, was du getan hast, verwandele ich dich jetzt in einen Vater-Stein‹, sagte das Mädchen mit drohender, tiefer Stimme. Der Vater hatte große Angst davor, bestraft zu werden und entschuldigte sich bei dem Mädchen. Aus! Die Geschichte ist zu Ende!«

Merle hielt den Kopf ganz tief gesenkt. Sagte nichts mehr.

Verblüfft schaute Ulla ihre Freundin an. Weshalb hatte Merle die Geschichte, die so komisch und witzig begonnen hatte, so sonderbar zu Ende gebracht? Ihr fielen doch sonst fast immer die verrücktesten Schlüsse für Geschichten ein, über die sie dann alle lachen mußten. Verwirrt sah sie zu ihrer Mutter hoch.

Doch bevor sie noch etwas sagen konnte, meinte die Mutter: »Ich glaube, wir hören für heute auf. Leider muß ich nämlich

noch etwas arbeiten. Aber ihr könntet vor dem Einschlafen vielleicht ein Bild zu der Geschichte zeichnen. Ein Bild, auf dem die Katharina mit den verklebten Haaren zu sehen ist. Habt ihr Lust dazu?«
Merle wirkte unvermittelt wieder lebendig, nicht mehr so starr. Und dann saßen die beiden Mädchen am Tisch und zeichneten »Katharina mit den Zahncreme-Haaren«.
»Du kannst das viel besser als ich«, sagte Ulla bewundernd.

Gelegentlich saß auch Ullas Vater dabei, wenn sie Geschichten erfanden, und eines Tages machte er den Vorschlag, daß sie nicht nur erzählen, sondern auch gemeinsam Geschichten schreiben könnten. Er würde anfangen, Ulla würde weiterschreiben, danach Merle und zum Schluß die Mutter. Oder auch in anderen Reihenfolgen.
»Das wird unser verrücktes Familien- und Phantasiebuch«, meinte Ulla. »Und am besten wäre es, wenn wir dafür vier kleine Hefte hätten. Dann könnten wir nämlich auch in der Woche Geschichten von den anderen weiterschreiben, wenn wir Lust dazu haben.«
»Vielleicht abends vor dem Einschlafen?« fragte Merle.
»Das ist eine gute Idee für dunkle, langweilige Herbst- und Winterabende«, bestätigte der Vater lachend.
Es wurden vier kleine, dicke Hefte gekauft, und das Geschichtenschreiben rundherum begann. Merle beschrieb nun in ihren Textteilen häufig Eltern, die böse und teilweise sehr grausam mit ihren Kindern umgingen. Sie erfand schwere Strafen für Kinder, die nicht das taten, was ihre Eltern von ihnen verlangten. Und wenn sie die Hefte der anderen erhielt - mit einem sehr skurrilen und witzigen Textanfang - so schrieb Merle sehr oft Trauriges weiter. Schrieb von Kindern, die sich ständig fürchteten. Schrieb auch einmal davon, daß

sich ein kleines Mädchen aus einem Wintergartenfenster fallen ließ, weil es ein böses, schlechtes Kind war.

Ullas Eltern sprachen immer wieder über die Geschichten, die Merle schrieb. Ihre Besorgnis wuchs weiter. Was war mit Merle?
»Was hat Merle nur so verstört?« Ullas Mutter schüttelte den Kopf. »Wovor fürchtet sie sich so sehr? Wenn man sie doch nur dazu bringen könnte, deutlicher von ihrer Angst zu sprechen. Auf mich wirken viele ihrer Geschichten wie verdeckte Hilfeschreie. In der Beratungsstelle sehen sie das auch so.«

Der Oktober ging zu Ende, ein nasser, grauer November begann.
An diesem Sonntagnachmittag war auch Merles Mutter dagewesen. Sie hatten alle zusammen Tee getrunken. Frau Adam war dann nach etwa zwei Stunden mit Merle gegangen.
Etwas später saß Ullas Mutter am Tisch und hielt eines der Geschichtenbücher in der Hand. Sie würde heute für Merle eine neue Geschichte anfangen. Nachdenklich blätterte sie in dem Heft. Welche Möglichkeiten gab es, um Merle zu erreichen?
Dann begann sie eine Geschichte über ein Mädchen zu schreiben, das so war, wie sie Merle oft erlebt hatte.
»Es war einmal ein kleines Mädchen. Eigentlich war es gar nicht mehr so klein, denn es würde bald seinen dreizehnten Geburtstag feiern. Das Mädchen konnte fast alles auf der Welt - schwimmen - radfahren - zeichnen - malen - Geschichten schreiben - lachen. Nur weinen konnte es nicht, obwohl es oft sehr traurig war. Oder vielleicht weinte es heimlich -

im Verborgenen? Und eines war ganz besonders schwierig. Das Mädchen hatte entsetzliche Angst! Angst vor...«

Merle hatte in der Schule von Ulla das Geschichtenheft erhalten. Und nun war sie an der Reihe. Hier sollte sie weitererzählen.
Sie saß in ihrem Zimmer. Immer wieder las sie die Sätze, die Ullas Mutter geschrieben hatte. Ihr Gesicht verzog sich. Tief im Inneren fühlte sie die Wut und den Haß der zweiten Merle aufsteigen. Und dann war da erneut der seltsame Eindruck, als ob sie von dieser Merle zur Seite geschoben würde. Sie sah die Hand, die einen roten Filzschreiber hielt.
Es waren nur wenige Sätze.
»Angst vor... einem Mann. Es hatte ganz schreckliche Erlebnisse mit dem Mann gehabt. Nachts träumte das Mädchen von dem Mann und wachte laut weinend auf. Fast alle schmerzlichen Erlebnisse hatten mit diesem Mann zu tun, und deswegen hatte das Mädchen furchtbare Angst. Angst, die immer größer wurde. Das Mädchen überlegte. Vielleicht konnte es ja mit jemandem darüber reden, was mit dem Mann passiert war?...«
Die Hand hörte auf zu schreiben.
Am Wochenende würde Merle wieder bei Ulla übernachten. Vielleicht... vielleicht war es doch noch möglich, sprechen zu lernen. Selbst über alles zu sprechen.

Da an diesem Sonnabend schulfrei war, hatte Merle schon am Freitagnachmittag - mit Pelle und ihrem kleinen Rucksack - bei Ulla geklingelt.
Es regnete, und so spielten die Mädchen im Zimmer. Nach dem Abendessen legten sie noch Hörspiel-Kassetten auf. Philipp und Michael schliefen bereits im Zimmer gegenüber.

»Jetzt habe ich aber genug Kassetten gehört«, meinte Ulla nach einer Weile. »Mir fallen gleich die Ohren ab.«
»Könnten wir vielleicht noch zu deiner Mutter gehen?« fragte Merle und holte aus ihrem Rucksack das dicke Heft. »Ich habe ihren Geschichtenanfang etwas weitergeschrieben.«
Die Mädchen standen auf und liefen mit bloßen Füßen über den Flur. Ulla öffnete die Wohnzimmertür.
»Hier sind zwei Kinder, die dich besuchen möchten. Du bist sicher sehr allein und brauchst unbedingt jemanden, der mit dir redet.«
»Ich freue mich immer über Besuch und über euren ganz besonders«, lächelte die Mutter.
Ulla und Merle hockten in Schlafanzügen auf dem Sofa. Merle schob schnell das Heft über den Tisch, und Ullas Mutter las, tief betroffen.
Auch das, was Merle hier über die Angst des Mädchens vor einem Mann geschrieben hatte, schien wieder ein verdeckter Hilfeschrei zu sein. Sie empfand es als lautlose Schreie um Hilfe. Sie versuchte, ihre Besorgnis zu unterdrücken.
Für eine Weile schwieg sie, dachte nach. Merle schien in den vergangenen Wochen immer vertrauensvoller geworden zu sein. Nicht mehr so verschlossen. Vielleicht war es möglich, an diesem Abend direkt mit ihr zu sprechen. Sie wollte es versuchen.
Merle hörte ihr aufmerksam zu. Ihren Bären hielt sie dabei fest im Arm.
Sie hätte das Gefühl, daß die Angst des Mädchens, von der sie geschrieben habe, vielleicht mit ihr selber zusammenhinge, sagte die Mutter. Nirgendwo auf der Welt gäbe es Väter und Mütter, die sich immer richtig und gut ihren Kindern gegenüber verhielten. Sie selbst würde auch gelegentlich ziemlich laut mit ihren Kindern streiten. Und Streit gehöre

auch zum Leben. Doch man könne und müsse dann miteinander sprechen, seine Fehler einsehen und sich entschuldigen. Selbstverständlich auch umgekehrt, wenn die Kinder etwas falsch machten. Außerdem sollte man besonders darauf achten, diese Fehler nicht zu wiederholen.

»Weißt du, ich glaube, daß Eltern in erster Linie für ihre Kinder da sein müssen, mit sehr viel Liebe und Respekt.« Ullas Mutter sprach mit weicher Stimme. »Sie machen natürlich ab und zu auch einiges verkehrt. Doch sie sollten eigentlich wissen, daß Kinder von ihnen abhängig sind und Geborgenheit, Vertrauen und Liebe brauchen. Manchmal allerdings tun Väter und auch Mütter etwas mit ihren Kindern, was Eltern oder Erwachsene niemals mit Kindern machen dürfen. Dinge wie das, was du in deiner Geschichte so vorsichtig angedeutet hast. Sehr schmerzliche Erlebnisse für ein fast dreizehnjähriges Mädchen...«

Sie schaute zu Merle hin. Merle saß jetzt wie ein Stein da. Hatte die Arme ganz fest um sich selbst und Pelle gelegt. Blickte unter ihren langen Ponyfransen immer noch unverwandt auf Ullas Mutter. Dann stand sie plötzlich auf.

»Man kann jetzt nicht reden«, sagte sie. »Vielleicht morgen.«

Ulla sah Merle verwundert an. So deutlich hatte sie spüren können, daß Merle über ihre große Angst sprechen wollte. Sie hatte sogar darum gebeten, zu Ullas Mutter gehen zu dürfen. Weshalb zog sie sich nun wieder zurück? Doch sie erinnerte sich daran, daß die Eltern ihr immer wieder erklärt hatten, wie notwendig es sei, Merle Zeit zu geben und sie nicht zu bedrängen. Sie wollte ihr helfen und stand auch auf.

»Wir können doch noch unser kleines Hörspiel von neulich zu Ende aufnehmen?« Fragend wandte sie sich an Merle. Merle war sofort damit einverstanden.

Ullas Mutter umarmte ihre Tochter.

»Du auch?« fragte sie Merle.
Merle nickte. Vorsichtig und liebevoll nahm Ullas Mutter dann auch Merle in die Arme.

Etwas später, als die beiden Mädchen schon schliefen, saßen die Eltern noch zusammen im Wohnzimmer. Lasen immer wieder die Sätze, die Merle geschrieben hatte. Sahen sich erneut die Bildergeschichten an.
Für sie war es unübersehbar - mittlerweile so klar zu erkennen, daß Merles Vater mit seiner Tochter etwas Entsetzliches getan haben mußte. Kein Kind dachte sich freiwillig eine solche Hölle der Gewalt und des Elends aus, in der es dann aus eigenem Entschluß leben wollte. Erneut überlegten sie, ob sie mit Merles Mutter sprechen sollten. Doch möglicherweise war es besser, damit noch zu warten.
»Von der Beratungsstelle wurde mir immer wieder nachdrücklich erklärt, daß Merle damit einverstanden sein muß», sagte die Mutter. »Sie könnte es sonst als ein Verratenwerden empfinden. Laß mich morgen abend erst einmal allein mit ihr sprechen. Ich glaube, daß Merle jetzt davon reden wird, was ihr geschehen ist. Sie will sprechen, da bin ich mir ganz sicher. Das kann ich fühlen. Und ich denke, daß es besser ist, ohne Ulla mit Merle zu reden.«

Merle saß auf Ullas Bett. Hielt Pelle fest an sich gedrückt. Ullas Mutter fragte, ob sie sich dazusetzen dürfe. Von Merle kam ein kaum hörbares »Ja«.
»Glaubst du, daß du heute abend ein bißchen mit mir über deine Angst-Geschichte reden magst?« Merle nickte.
»Seitdem du häufiger in unserer Familie bist, habe ich immer stärker den Eindruck, daß dir in der Vergangenheit etwas Schlimmes passiert sein muß. Und in deinem letzten Text

hast du beschrieben, daß es da bei dem Mädchen Angst vor einem Mann gibt. Angst wegen sehr schmerzlicher Erlebnisse. Es ist furchtbare Angst, nicht wahr? Deine Angst?«

Merle schaute kurz hoch und nickte dann mehrmals, ganz wild.

»Ja! Riesige Angst!« sagte sie sehr schnell. »Manchmal kann man die Angst nicht mehr festhalten! Und so viel Wut!«

»Ich kann das sehen«, sagte die Mutter. »Und ich sehe es schon lange.«

»Mein Vater ist der Mann, mit dem das Schreckliche...« Merle verstummte, zu Tode erschrocken.

Ließ den Bären fallen.

Wer hatte da eben gesprochen?

Wer hatte das gesagt?

Sie war entsetzt. Man durfte doch nicht sprechen, es war verboten. Auch, wenn der Vater tot war. Das Gebot des Schweigens galt noch immer. Und auch der eigenen Mutter durfte man nichts von den Erlebnissen mit Papa erzählen. Niemand durfte davon wissen. Niemand!

Vorsichtig legte Ullas Mutter ihre Hand auf Merles Arm. Merle schien es zulassen zu können.

»Du mußt nicht weitersprechen, wenn du noch nicht möchtest«, meinte sie nach einer Weile. »Aber ich denke, daß deine Ängste kleiner werden können, wenn du über sie redest. Und vielleicht hilft es dir, wenn ich dich dabei sachte in die Arme nehme. Wir alle hier haben dich sehr, sehr lieb. Auch ich. Du könntest möglicherweise so tun, als wärest du ganz allein. Wie beim Schreiben. Vielleicht erzählst du dann Pelle, was geschehen ist. Und was dich schon so lange in Angst und Schrecken versetzt. Wovor du dich so sehr fürchtest.«

»Noch nicht gleich.« Merle lächelte ganz leicht. »Vielleicht morgen. Bevor ich wieder nach Hause gehe.«

»Magst du es, wenn ich dich in meine Arme nehme?«
Merle nickte wieder.

Merle war wieder zu Hause. Über das Haus zog ein Schwarm schreiender Wildgänse. Sie lief zum Wohnzimmerfenster und sah ihnen nach.
Die Vögel haben einen Plan, und sie haben ein Ziel, dachte sie sehnsüchtig.
An der Wand gegenüber hing das vertraute Bild mit dem Novemberbaum, das der Vater besonders geliebt hatte. Es war ein Baum ganz ohne Blätter, mit knorrigen Zweigen, die bizarre Muster gegen den Himmel bildeten. Und zwei weiße Stühle, die etwas schräg vor den graubraunen Baumstamm gemalt waren. So, als würden sie gleich umfallen. Als hätten gerade zwei Menschen auf den weißen Stühlen gesessen, sie dann verlassen und die Stühle dabei achtlos umgestoßen.
Wo waren diese zwei Menschen hingegangen?
Rasch drehte sie sich um und hielt dann die Hände an die Ohren. Als ob ich eben Papas Schritte gehört hätte, dachte sie und schüttelte sich.

Es dauerte lange, bis Merle anfing zu sprechen. Sie hielt dabei Pelle fest an sich gedrückt. Zunächst saß sie nur erstarrt und wie zu Stein geworden da, wenn Ullas Mutter sie in die Arme nahm und sanft streichelte. Doch sie erlaubte es, daß Ullas Mutter sie berührte. Sie wünschte es sich sogar. Diese Umarmungen taten niemals weh, sie waren gut und trösteten so sehr.
Konnte sie bei Ullas Mutter den unsichtbaren Schrank ein Stück weit öffnen, in dem all die schrecklichen Erlebnisse mit dem Vater lagen? War es vielleicht möglich, ihr von den unterschiedlichen Merle-Personen zu erzählen?

Irgendwann begann sie, sehr, sehr vorsichtig zu reden. Sie sprach nicht wirklich von dem, was der Vater so oft mit ihr getan hatte. Dafür besaß sie noch keine Worte.
Sie sprach ganz weit von sich entfernt - so, als ob ihr Mund und ihre Stimme in einer anderen Ecke des Zimmers wären. Sie sprach die Sätze fast nie zu Ende.
Doch sie beschrieb, wie tief sie in sich selbst zerstört war durch etwas, das sie mit ihrem Vater hatte erleben müssen. Daß die Mutter lächelnd immer zu allem geschwiegen hatte. Daß sich ihre Seele wie zerschnitten fühle, in lauter kleine Stücke gebrochen. Daß sie außen und innen schmutzig und dreckig sei. Der Vater hätte gesagt, daß sie an allem die Schuld trüge.
Oft sprach sie so leise, daß man sie kaum verstand.
»Möchtest du, daß deine Mutter auch davon erfährt? Sie müßte es erfahren. Es wäre wichtig, um dir helfen zu können.«
Nein, das war noch nicht möglich. Sie hatte eine rasende Angst davor, wie Mama reagieren würde. Auch wenn in der letzten Zeit zu Hause der ganz schlimme Druck etwas gewichen war, Mama sich anscheinend veränderte. Trotzdem aber wurde die Wut auch auf sie immer stärker. Und da war die große Furcht, daß dann etwas Entsetzliches geschehen würde, weil sie nun doch gesprochen hatte.
»Kann man denn etwas tun, damit alles besser wird?« fragte sie verwirrt und ratlos.
»Ich glaube schon«, antwortete Ullas Mutter. »Es gibt überall - auch hier - Beratungsstellen für Kinder und Jugendliche, die schreckliche Erlebnisse durch ihre Eltern oder auch andere Menschen ertragen mußten. Ich könnte am Montag anrufen, und wir könnten dann gemeinsam dorthin gehen. Doch nur, wenn du wirklich damit einverstanden bist.«

Merle bejahte es, heftig entschlossen.
»Es ist so, als ob vielleicht ein ganz kleines Stück Stein von mir abgefallen wäre«, sagte sie.
Es schien also doch einen Ausweg aus ihrem Elend zu geben, das seit dem Tod des Vaters jeden Tag stärker und quälender geworden war. Elend, Schmerzen und Entsetzen, die zugenommen hatten, obwohl der Vater nicht mehr da war.

Merle und ihre Mutter

Ullas Mutter rief am Montagmorgen an, und noch am selben Nachmittag erhielt sie in der Beratungsstelle einen Termin für Merle. Sie begleitete Merle. Es war für sie nicht leicht, dies alles zu tun, ohne daß Merles Mutter davon wußte. Doch die Leiterin der Beratungsstelle hatte in den Telefonaten immer wieder erklärt, wie wichtig es sei, Merles Vertrauen nicht erneut zu zerstören.

Und als sie dann an der Tür klingelte, fühlte sie deutlich die Furcht des Mädchens.

Merle selbst sprach dort zunächst fast überhaupt nicht, sie nickte nur oder schüttelte den Kopf. Antwortete mit »Nein« oder »Ja« oder »Vielleicht«. Ullas Mutter sollte für sie sprechen, doch nur so viel, wie sie es ertragen konnte.

»Ich wünschte, ich könnte dir alles abnehmen, was dir zugefügt worden ist.« Die Psychologin sah Merle ernst und voller Mitgefühl an. »Aber du hast es geschafft, heute hierher zu kommen, und damit zeigst du deine große Kraft, deinen Mut. Es ist auch ein Ernstnehmen deiner eigenen Gefühle. Und wenn dein Vater schreckliche Dinge mit dir getan hat, wie du sagst, dann ist das wirklich schrecklich für dich. Gewalt ist, was du als Gewalt erlebt hast - und niemand kann sagen, wie etwas für dich war - nur du selbst.«

Merle hob den Kopf. »Ist es nicht verkehrt, was ich denke und fühle?« fragte sie mit unsicherer Stimme.

»Es ist überhaupt nicht verkehrt, was du denkst und fühlst. Es geht darum, daß du jetzt Menschen findest, die dir zuhören und die verstehen, wie du all das in den vergangenen Jahren erlebt und empfunden hast, was dein Vater mit dir machte.

Weißt du, ich könnte mir gut vorstellen, daß es dir helfen würde, eine Therapie zu beginnen. Hier bei uns im Haus arbeiten mehrere Therapeutinnen mit Kindern und Jugendlichen. Therapeuten sind so etwas Ähnliches wie Ärzte. Wir versuchen, die Verletzungen und Wunden im Inneren der Seele eines Menschen zu behandeln. Zerschnittene Seelen - wie bei dir - können wieder heil und ganz werden.«

»Wirklich auch bei mir?« Merles Stimme war fast nicht zu hören.

»Wirklich auch bei dir. Ich kann die schweren Verletzungen in deiner Seele leider nicht wegzaubern, aber ich könnte dir dabei helfen, einen Weg zu finden, der dich aus den schlimmen Jahren herausführt. Damit es dir Stück für Stück besser geht. Natürlich nur, wenn du dich bei mir wohlfühlst und mit mir oder einer anderen Therapeutin hier sprechen magst. Wir könnten es gemeinsam versuchen. Was meinst du dazu?«

»Aber ich möchte zu keiner anderen Therapeutin. Ich möchte lieber hier bleiben.«

»Gut, dann wollen wir uns zusammen auf deinen eigenen Weg machen. Und wo ich dir dabei helfen kann, tue ich es wirklich gern. Noch etwas - deine Mutter weiß ja nichts von alledem. Möchtest du mit ihr sprechen? Oder soll ich sie für dich anrufen? Sie müßte es schon irgendwann erfahren.«

»Nein!«

In Merles Augen standen Tränen. Mama sollte jetzt noch nichts von all dem Schrecklichen erfahren. Später, noch nicht gleich. Sie wollte versuchen, erst einmal allein sprechen zu lernen, ohne daß Mama etwas davon wußte. Es war fast so, als ob sie ihre Mutter schützen und bewahren wollte. Und obwohl es so warm in diesem Zimmer war, fror sie. Ihre Zähne schlugen aufeinander.

Behutsam legte die Therapeutin ihre Hand auf Merles kalte Hände.

»Natürlich kannst du allein zu mir kommen, auch wenn deine Mutter nichts davon weiß. Du kannst jederzeit kommen, Merle. So oft, wie du es brauchst. Dafür bin ich da. Wir können gleich einen neuen Termin für die nächste Woche miteinander abmachen. Paßt es dir am Montagnachmittag? Ich schreibe es dir dann auf einen Zettel.«

Sie wandte sich noch an Ullas Mutter. »Sie können beruhigt sein - selbst wenn Merle ihrer Mutter noch nicht sofort davon erzählen möchte, darf sie hierher kommen. Und auch wenn ein Kind - so wie du, Merle - erst dreizehn Jahre alt ist, darf es in eine Beratungsstelle gehen. Oder mit einer Therapie beginnen. Sogar dann, wenn die Eltern vorerst noch nichts davon erfahren sollen, wie jetzt deine Mutter. Deshalb wurden diese Beratungsstellen geschaffen. Für Kinder, die in Not sind.«

Sie gab Merle einen Terminzettel und verabschiedete sich von ihr und Ullas Mutter.

Die beiden gingen die Treppen hinunter.

Auf dem Rückweg schwiegen sie für eine Weile.

»Wie fühlst du dich denn jetzt?« fragte Ullas Mutter. »Es war alles sehr schwer für dich, nicht wahr? Soll ich beim nächsten Mal wieder mitkommen?«

»Ich will da wirklich wieder hingehen«, sagte Merle. »Ich will sagen, wie alles war. Nur - Mama soll noch nichts davon wissen. Noch nicht sofort. Und ich glaube, ich kann jetzt ohne dich dort hingehen. Es war aber schön, daß du heute dabei warst.«

Am folgenden Montag klingelte Merle allein an der Tür zur Beratungsstelle. Die Therapeutin begrüßte sie voller Wärme und Freundlichkeit. Die beiden gingen dann in das Zimmer, in dem sie auch schon beim letzten Mal gewesen waren.

»Schau dir ruhig erst einmal alles an«, sagte die Therapeutin,

Merles Angst fühlend. »Und am besten ist es, wenn du mich bei meinem Vornamen Anna nennst. Dann fällt es dir bestimmt leichter, mir von dir zu erzählen. Ist das in Ordnung?«
Merle nickte. Sah kurz zu ihr hin. »Anna« war ein schöner Name. Weich und rund. Anna! So war es wirklich leichter für sie zu sprechen.
Sie sah sich in dem großen Zimmer um. Pflanzen wuchsen in bunt bemalten Tontöpfen, und ein heller, weicher Teppich lag da, mit vielen Kissen. Dazwischen Kuscheltiere, große und kleine Puppen durcheinander, Tücher in allen Farben. Es gab auch gemütliche Korbsessel, die um einen runden Tisch standen.
Merle ging zu einem Regal, in dem viele Bilder- und Kinderbücher zu sehen waren. Vorsichtig strich ihre Hand über die Buchrücken. Auf einem Brett lagen sieben grauweiße Steine, und auf jeden Stein war in schwarzer oder roter Farbe ein Wort geschrieben:

Angst! Schuld! Scham! Ekel! Trauer! Ohnmacht! Wut!

Merle hatte den Eindruck, als ob ein scharfer Schnitt durch sie ginge.
»Diese Worte kenne ich.« Ihre Stimme klang ganz leise, traurig. »Alle diese Gefühle sind auch in mir drin. Das ist es. Genauso fühle ich mich. Manchmal sogar alles gleichzeitig - wie die schweren Steine da. Das tut sehr weh, und oft ist es so, als ob ich deswegen gleich auseinanderbrechen würde....«
Sie schwieg. Setzte sich dann in einen Korbsessel, hatte die Arme wie zum Schutz um sich selbst gelegt.
Sie hörte Annas weicher Stimme zu. Anna würde sie auf ihrem Weg begleiten, um zu einer heilen und ganzen Merle

werden zu können. Anna konnte dies alles nicht an Merles Stelle tun - sie würden gemeinsam arbeiten müssen. Es gab keine Wunder, die alle Schmerzen in ihr unvermittelt verschwinden lassen würden, wie sie es immer so heftig gewünscht hatte. Die Narben der inneren Verletzungen würden bleiben, doch es würde immer weniger wehtun. Es würde ein schwerer Weg sein - und es würde auch Enttäuschungen geben. Doch Anna wollte alles tun, was möglich war, damit die Therapie ein beschützender Ort ohne Gewalt sein würde. Ein Ort, an dem Merle sicher sein konnte, daß all ihre Gefühle, Gedanken und Erfahrungen gut aufgehoben waren, ernstgenommen und nie bewertet wurden. Merle schwieg und hörte, was Anna sagte.
Sie würde in der nächsten Woche wiederkommen.

»Du müßtest es deiner Mutter vielleicht doch bald sagen«, meinte Anna zum Ende der dritten Stunde. »Im ersten Gespräch hast du ganz vorsichtig erzählt, daß du dich so allein gelassen fühlst von deiner Mutter. In all den Zeiten, wo du am meisten Hilfe von ihr gebraucht hättest. Aber ihr lebt zusammen, und das Schweigen wäre sonst wie eine dicke Mauer zwischen euch, die immer höher wachsen würde. Meinst du nicht auch?«
»Das weiß ich, und deshalb bin ich ja oft so wütend auf sie. Aber meine Mutter soll jetzt noch nichts davon hören! Noch nicht gleich!« Merle zitterte am ganzen Körper. »Ich habe das unheimliche Geheimnis jetzt doch verraten, obwohl ich versprochen hatte, nie etwas davon zu sagen! Und so oft denke ich, daß der Vater mich dafür bestrafen wird, auch wenn er tot ist! Die Angst davor ist einfach entsetzlich riesig!«
Sie wußte nicht, was ihre Mutter tun würde, wenn sie von allem erfuhr. Würde Mama ihr glauben? Oder würde auch sie,

wie der Vater, das Wort »Lügnerin« oder Schlimmeres sagen? Vielleicht konnte sie in der nächsten Woche mit ihr sprechen. Oder - besser noch - wenn das alte Jahr zu Ende gegangen war?
»Ich will, daß Mama endlich von allem erfährt«, sagte Merle nach einer Weile mit tiefer Stimme, sie klang unvermittelt so entschieden und fest. Wie ein Befehl. Anna hörte es überrascht.
»Ich bringe sie dann hierher mit. Ich bringe sie einfach mit. Aber können wir das im neuen Jahr machen? Es sind doch nur noch drei Wochen bis dahin. Ich fände, das wäre genau der richtige Jahresbeginn, um meiner Mutter die Wahrheit über alles zu sagen.«
Es wäre ein Jahr, das ohne »heimliche Unheimlichkeiten« beginnen würde, über die sie immer hatte schweigen müssen.
Merle sah zu den grauweißen Steinen im Regal hinüber. Stand auf und nahm die beiden Steine in die Hände, auf denen die Worte »Angst« und »Wut« geschrieben waren.
»Du mußt dich nicht fürchten, ich bin bei dir, an deiner Seite«, versprach Anna. »Wenn du deine Mutter hierher mitbringen kannst, dann sprechen wir darüber, was geschehen ist und was nun geschehen muß, damit es dir endlich wieder besser gehen kann. Und du darfst ganz sicher sein, daß ich nie etwas heimlich oder hinter deinem Rücken tun würde. Ich helfe dir wirklich dabei, du kannst dich fest darauf verlassen.«
Über Merles Gesicht lief ein schnelles Lächeln. Sie fühlte sich wohl hier. Vielleicht würde sie sich irgendwann einmal auch in die weiche Kuschelecke auf den Teppich setzen.
Die Stunde bei Anna ging zu Ende. Merle verabschiedete sich und erhielt einen neuen Terminzettel.
»Meine Mutter hat mich heute gefragt, wo ich hingehe«, sag-

te sie. »Da habe ich erklärt, daß ich zu einer... Freundin gehe. Das ist doch keine Lüge - oder?«
Etwas unsicher schaute sie zu Anna hoch.
Anna schüttelte beruhigend den Kopf. »Es ist schon richtig so, wie du es ihr beschrieben hast.«

Wieder ein Weihnachtsfest, dieses Mal jedoch ohne den Vater. Die Großeltern kamen mit Krümel angereist, und es waren schöne Tage. Doch Merle geriet immer häufiger in ihre Versteinerung. Es fiel schwer, das zu verbergen.
Der Großvater sah sie aufmerksam an und fragte: »Hast du Lust, mit Krümel noch eine Hunderunde zu machen? Etwas frische Luft tut dir bestimmt gut!«
Krümel wedelte schon erwartungsvoll, und Merle lief mit dem Hund hinaus.
Am zweiten Feiertag begann es zu schneien, und Opa baute mit Merle eine große Schneefrau im Vorgarten. Merle band ihr lachend eine rotkarierte Schürze um. Sie schien plötzlich wie ausgewechselt, ganz lebhaft und lustig. Der Großvater machte dann noch ein Foto von der Schneefrau.
»Sie heißt Emma«, hatte Merle erklärt. »Schade, daß wir sie nicht in den Kühlschrank stellen können.«
Als die Großeltern dann wieder wegfuhren, mußte Mama ihnen versprechen, die kommenden Sommerferien gemeinsam mit Merle auf der Insel zu verbringen.

Die Dezembertage gingen zu Ende. Ullas Eltern fragten, ob Merle und ihre Mutter Lust hätten, bei ihnen den Silvesterabend zu feiern. Merle bettelte, bis die Mutter schließlich »Ja« sagte.
Es war ein Jahreswechsel, wie Merle ihn so heiter noch nie erlebt hatte. Sie aßen Käsefondue, die Erwachsenen tranken

Wein und die Kinder Saft. Danach spielten sie gemeinsam am großen Tisch witzige und komische Spiele. Es schien so, als ob sich Mama mit Ullas Mutter sehr gut verstehen würde. Sie duzten sich dann auch. Die kleinen Brüder wurden ins Bett gebracht - mit dem Versprechen, daß sie kurz vor Mitternacht wieder geweckt würden, um das Feuerwerk sehen zu dürfen.
Wie im vergangenen Jahr standen sie dann alle vor dem Haus in der Marienstraße und sahen dem nächtlichen Feuerwerk zu, einem bunten Sternenregen.
»Nur dein Vater kann nicht mehr dabei sein«, sagte Mama zu Merle und legte den Arm um sie.
Doch Merle entzog sich ihr vorsichtig. In der letzten Stunde bei Anna hatte sie mit ihr fest vereinbart, daß sie ihre Mutter zum nächsten Termin im Januar mitbringen würde. Anna hatte gesagt, daß sie Merles Entscheidung sehr mutig und tapfer fände. In Merles Inneren stieg in leichten Wellen Furcht hoch. Doch jetzt war der Zeitpunkt da, um der Mutter vom Vater zu erzählen. Es mußte sein. Und Anna würde ihr helfen, der Mutter alles zu sagen. Es mußte sein.
Die Silvesternacht war zu Ende gegangen, und ein neues Jahr begann.

Merle saß mit ihrer Mutter in der Küche am Frühstückstisch.
»Mama, ich möchte dir etwas sagen.« Sie nahm allen Mut zusammen, sprach ganz schnell. »Ich möchte gern, daß du mit mir gemeinsam morgen nach der Schule zu jemandem gehst.«
Verwundert sah die Mutter sie an.
»Und wo, bitte, soll ich mit dir hingehen?«
»Das kann ich heute noch nicht sagen. Es ist aber wirklich ganz wichtig für mich. Bitte! Komm morgen nachmittag mit.

Wir sollen um drei Uhr da sein! Bitte!«

»Und wohin soll ich dich begleiten?« fragte die Mutter.

Merle schaute auf ihren Teller. Ihre Stimme wurde wieder ganz tief.

»Ich sag es dir morgen. Du mußt mir einfach glauben, daß es so wichtig ist. Bitte, Mama! Bitte!« Merle stand auf und verließ die Küche. Für eine Weile saß die Mutter noch allein am Küchentisch. Zu wem wollte Merle so unbedingt mit ihr hingehen? Schwach kamen Gedanken, die sie dann jedoch schnell zur Seite drängte. Was würde der morgige Freitag bringen?

Merle ging mit ihrer Mutter durch die Marienstraße. Über die vereiste kleine Brücke. Durch die Wallanlagen hinein in die Stadt. Sie sagte nichts dabei.

»Und nun?« fragte Mama. »Verrätst du mir jetzt, wo der geheime Ort sein wird?«

»Wir gehen zu einer Beratungsstelle in der Bahnhofstraße«, antwortete Merle. »Ich war schon ein paar Mal dort, weil ich mich immer so schrecklich fühle...«

Sie sah während des Gehens nur auf den Weg, schaute ihre Mutter nicht an. Hatte den Eindruck, daß sie wieder viele Tonnen schwerster Steine wiegen würde. Wenn man sprach, war nichts mehr rückgängig zu machen.

»Um was für eine Beratungsstelle handelt es sich da?«

»Es ist eine Stelle, wo... mißbrauchte Kinder hingehen können...« Merle verstummte erneut.

Sie ging neben ihrer Mutter, doch es war so, als ob sich dichte Wände zwischen sie schieben würden.

Fassungslos schwieg die Mutter.

Übelkeit stieg in ihr hoch. Merles Satz war in sie eingeschlagen wie ein scharfer Blitz. Eine Beratungsstelle für mißhan-

delte und sexuell mißbrauchte Kinder. Ihr Herz schlug rasch und schmerzhaft. Sie hatte in der Nacht fast nicht schlafen können. Immer eindringlicher war da seit gestern das Gefühl von etwas Bedrohlichem gewesen, das langsam und unaufhaltsam näher kam. Nun war es da. Nahm Gestalt an.
Ihre eigene Tochter? Weshalb hatte Merle bei fremden Menschen Hilfe gesucht und nicht bei ihr? Wußten andere Menschen mehr von Merle als sie, die Mutter? Was wußten sie von Merle? Was hatte Merle anderen Menschen erzählt?

Merle klingelte an der Tür der Beratungsstelle. Oben an der Treppe stand Anna, um sie zu begrüßen. Zu dritt saßen sie dann bei Anna an dem kleinen runden Tisch. Merles Mutter wirkte sehr befangen und nervös, sie hielt ein Taschentuch in den Händen, das sie mehr und mehr zerknüllte.
Sie war vollkommen überrascht, als sie zunächst von Anna erfuhr, daß Merle eine Therapie brauche.
Verwirrt fragte sie: »Weshalb erfahre ich denn erst jetzt davon? Ich wäre doch deswegen nicht böse auf Merle gewesen. Und weshalb braucht sie eine Therapie?«
»Merle hat sich diese Zeit gewünscht«, antwortete Anna. »Sie hatte große Angst, es Ihnen zu sagen, weil es mit Ereignissen zusammenhängt, die ihr Vater geschaffen hat, als er noch lebte. Aber wir sprechen ja nun über alles, was Merle so sehr belastet und quält. Sehen Sie es bitte nicht als gegen Sie gerichtet oder als etwas Heimliches an. Merle braucht nur etwas Zeit. Und sie hat mich darum gebeten, Ihnen etwas zu sagen, das Sie als Mutter wissen sollten.«
Anna begann dann - auf Merles Wunsch hin - davon zu erzählen, was sie mit ihrem Vater vor seinem Tod erlebt hatte. Es wurde eine sehr, sehr schwere Stunde.
Merle selbst sprach zunächst kein Wort. Mit gesenktem Kopf

hörte sie zu. Schmerz kreiste in ihr, bis sie fast nicht mehr zu atmen vermochte. Alles tat weh.
Für Minuten war Schweigen in dem Raum.
Schweigen. Schweigen. Fast unerträgliches Schweigen.
Und dann begann die Mutter zu weinen.
Sie wolle davon nichts wissen, sagte sie schluchzend. Ihr Mann hätte niemals solche schmutzigen Dinge mit seiner Tochter getan. Er wäre ein wundervoller Vater gewesen und hätte Merle alle Wünsche erfüllt. Er hätte sich immer so viel Zeit für Merle genommen. Wenn es jemals zu diesen entsetzlichen Handlungen gekommen wäre, so hätte sie es bemerken müssen. Ihre Tochter habe sich das alles nur ausgedacht. Es könne nicht wahr sein. Ihr wäre nie etwas aufgefallen. Es sei sicher erfunden. Weinend wiederholte sie ihre Sätze.
Immer wieder. »Das kann einfach nicht wahr sein!« sagte sie.
Bei den Worten ihrer Mutter spürte Merle unvermittelt, daß die zweite Merle, die tief in ihr verborgen war, hochschoß.
Diese Merle sprang auf. Stand da, mitten im Zimmer und schrie.
»Es ist alles wahr, was du eben gehört hast! Papa hat alle diese ekelhaften Sachen gemacht, ganz lange! Immer wieder! Man konnte es einfach nie vergessen, es war so schrecklich, so furchtbar! Und man durfte nichts davon verraten. Manchmal hat er hinterher auch geschlagen! Wenn er so etwas Schreckliches gemacht hatte! In den Bildergeschichten kannst du es sogar lesen und sehen! Und ich weiß auch, daß du diese Bilder manchmal gesehen hast! Du hast es gesehen! Du hast es gesehen! Du wolltest es nur nicht wissen!«
Wie versteinert stand Merle immer noch im Raum.
Anna nahm tröstend ihre Hand. Sie setzte sich verstört. Und erneut war es für sie so, als ob die andere Merle sich jetzt wieder tief in ihrem Inneren versteckte.

Schweigen. Schweigen war in dem Zimmer.

Schweigen, fast zum Greifen nah.

Die Mutter hatte die Hände vor das Gesicht gelegt, war ganz in sich zusammengesunken.

Und dann sprach sie.

Stockend, langsam sprach sie.

Sprach den Satz aus, daß sie tatsächlich irgendwie von etwas Schrecklichem geahnt hätte. Sie hätte geahnt, daß ihr Mann etwas nicht sehr Gutes mit Merle tat. Es sei wohl so gewesen, daß sie all das einfach nicht habe sehen wollen. Es sei zu schrecklich gewesen, solche Dinge zu Ende denken zu müssen. Sie hätte Augen und Ohren zugemacht, auch aus Angst vor Entdeckung. Später - so hätte sie manchmal gedacht - später werde ich mit ihm darüber sprechen. Es wäre auch Furcht davor gewesen, was geschehen würde, wenn alles herauskäme. Sie hätte Angst gehabt, dann ihren Mann zu verlieren. Und sie könne sich auch nicht erklären, weshalb sie Merle nie geschützt habe.

»Ich weiß es einfach nicht, ich weiß es nicht«, sagte sie immer wieder weinend. »Ich habe alles weggeschoben und zur Seite gedrängt. Ich wollte vergessen. Ich wollte ihn, glaube ich, vor sich selber schützen. Ich wollte ihm die Scham und die Schuld ersparen. Vielleicht auch mir. Es ist eben einfach passiert...«

Dann stand sie auf, um Merle zu umarmen. Doch Merle zog sich in sich selbst zusammen.

»Es braucht Zeit, und lassen Sie vor allem Merle Zeit«, sagte Anna freundlich. »Ich denke, daß auch Sie unbedingt Hilfe brauchen. Doch diese Hilfe kann ich Ihnen nicht geben, weil ich für Merle da bin. Das verstehen Sie sicher. Ich möchte Ihnen aber gern Adressen geben, wo Ihnen geholfen werden kann. Von Zeit zu Zeit können wir uns natürlich auch hier sehen, gemeinsam mit Merle. Aber das sollten wir nur dann tun, wenn Merle es wünscht. Und ich glaube fest daran, daß Merles Ängste und Schrecken verschwinden werden. Am besten wäre es, wenn Merle zunächst zweimal in der Woche hierher käme. Ich bin ebenfalls ganz sicher, daß Sie im Zusammenleben mit Ihrer Tochter einen Weg zueinander finden. Sie beide werden es schaffen.«

Die Mutter war mit allem einverstanden. Trotz der so schmerzhaften Erkenntnis, wie sehr sie mit ihrem Schweigen Merle immer wieder verlassen und verraten hatte, fühlte sie fast ein Stück Befreiung. Auch Entlastung. Es war gut und richtig, daß nun alles offen besprochen werden konnte. Die Anspannung und der Druck wichen etwas, doch immer noch wirkte sie wie betäubt. Benommen.

Sie erklärte sich dann im Gespräch mit Anna bereit, bei einer Beratungsstelle anzurufen und einen Therapieplatz für sich selbst zu suchen. Sie durfte einer ehrlichen Auseinandersetzung über die verhängnisvolle Vergangenheit nicht mehr ausweichen. Sie versuchte auch zu verstehen, weshalb Merle ihr nicht schon früher von den Terminen bei Anna hatte erzählen können. Sie versuchte zu begreifen, weshalb Ullas Mutter ihr nichts von der Suche nach einer Therapie für Merle erzählt hatte. Obgleich es weh tat.

Aber es gab keinen Weg mehr zurück in das Schweigen der Vergangenheit. Die Vergangenheit war lebendiger als die Gegenwart. Warf ihre Schatten über eine Zukunft, ganz besonders für Merle und auch für sie selbst. Das hatte sie in dieser Stunde erfahren.

»Und - du sollst endlich die Pinocchiomaske von der Wand nehmen, die Papa da aufgehängt hat.« Merles Stimme klang sehr tief und brüchig.

Sie sah zur Mutter hoch.

Mama schaute sie überrascht an und nickte erschrocken. Ihr Gesicht war voll Scham und Trauer.
Etwas schwankend stand sie dann auf. Auch Merle stand auf. Sie erhielt einen neuen Terminzettel von Anna.
Anna verabschiedete sich von Tochter und Mutter. Sie sah beide voller Aufmerksamkeit, mitfühlend an.
»Möchten Sie, daß ich Ihnen ein Taxi rufe?« fragte sie noch.
»Nein, nein«, Merles Mutter schüttelte den Kopf. «Wir schaffen es schon, und der Weg ist ja nicht weit.«
Beide gingen langsam die Treppenstufen hinunter. Gingen, ohne ein Wort zu sagen, nebeneinander aus dem Haus.

Stille lag zwischen ihnen.
Merle hatte das Gefühl, als ob sie nie wieder im Leben mit ihrer Mutter würde sprechen können.
Hatte sie jetzt etwas zerstört? Für immer?
Als ob Mama ihre Gedanken gelesen hätte, sagte sie plötzlich: »Es ist schon gut so. Es war richtig, daß du all das erzählt hast. Auch wenn ich mich jetzt selbst wie zerbrochen fühle. Ich kann es immer noch nicht wirklich fassen. Es kam alles so schnell heute...«
Sie gingen weiter. Jede wie in einer eigenen Welt versunken.
Zu Hause kochte Mama für Merle und sich Tee, während Merle Teetassen, Kandisschale und Sahne auf den Küchentisch stellte. Draußen begann es, in schweren Flocken zu schneien. Merle wäre gern in den wirbelnden Schneefall hineingelaufen.
»Kann ich noch hinausgehen?« fragte sie, als sie ihren Tee ausgetrunken hatte.
»Ja, natürlich«, sagte die Mutter. »Du siehst so ängstlich aus, Merle. Denkst du, daß ich böse bin auf dich?«
»Ich weiß nicht... vielleicht?«

»Du mußt keine Angst haben. Eher hast du einen Grund, auf mich sehr böse und wütend zu sein. Ich kann selbst nicht sagen, wie das alles geschehen konnte...«
Mamas Stimme klang müde. In ihrem Gesicht standen Verwirrung und Schmerz.
»Ich war manchmal so wütend auf deinen Vater, aber ich habe nie mit ihm offen darüber gesprochen. Die Offenheit, die er so wünschte, lief immer nur zu seinen Bedingungen ab. Ich fühlte mich sehr oft durch ihn verletzt, und ich weiß ganz genau, wie gewalttätig er sein konnte. Doch ich wollte ihn nicht verlieren. Das war meine größte Furcht. Und deshalb habe ich immer versucht, ihn zu beschwichtigen. In meinem Kopf wirbelt es wie draußen der Schnee. Aber lauf jetzt hinaus. Da kommst du erst einmal auf andere Gedanken...«
Merle zog sich ihre Jacke über und rannte dann die Treppenstufen hinunter. Als ob sie vor ihrer Mutter flüchten würde. Unten fiel krachend die Haustür ins Schloß.
Für eine Weile stand sie bewegungslos im dichten Schneetreiben, hielt ihr Gesicht nach oben, fing dann den Schnee in den Händen auf.
Jede Schneeflocke unterschied sich von der anderen. Lauter weiße Sterne. Jeder Stern besaß sein eigenes, kostbares Muster. Sterne, die nicht lange sichtbar waren. Sie schmolzen so schnell auf ihren Handflächen. Hoffentlich hatte Anna recht, daß alles zwischen ihr und Mama in Ordnung kommen würde. Sie hatte nur diese eine Mutter. Sie hatte auch nur einen Vater gehabt.
Würde sie noch einmal die wirkliche Liebe eines Vaters erfahren?
Sie merkte erst jetzt, wie kalt es draußen war. Ihr Haar war naß geworden von den Schneeflocken. Entschlossen schüttel-

te Merle sich, lief dann zum Nachbarhaus und klingelte bei Ulla.

Tage und Wochen im Januar, Februar, März. Eigentlich wie immer.
Und doch veränderte sich etwas. Für Merle hatte nun die Zeit mit Anna begonnen. Zweimal in der Woche ging sie zu ihr in die Beratungsstelle. Es war leichter für Merle, daß die Mutter nun von den Therapiestunden wußte. Am liebsten saß sie jetzt auf dem weichen Teppich - in der großen Kuschelecke. Und Anna saß neben ihr.
Merle wirkte zunächst immer noch wie versteinert. Sprach fast nie. Doch Anna drängte nicht.
Große Zeichenblöcke, Stifte und Kreiden lagen da, und Merle begann zögernd zu malen und zu schreiben.
Es dauerte, bis Merle aus ihrer Sprachlosigkeit herausfand. Bis sie lernte, langsam selbst über alles zu sprechen, was der Vater mit ihr an Furchtbarem getan hatte. Es war eine Reise in eine Vergangenheit, die beharrlich und grinsend hinter oder neben ihr in die Gegenwart hineingelaufen war, ohne daß sie es hätte verhindern können.
Stockend - mit langen Pausen dazwischen - erzählte sie von den »heimlichen Unheimlichkeiten«. Auch von den schrecklichen Worten des Vaters, die wie Schläge waren. Worte und Sätze, die wie Pfeile mit vergiftenden Widerhaken immer noch tief in ihr saßen. Wie eingebrannt. Und daß die Mutter sie so allein gelassen hatte - sie nie beschützt hatte, obwohl sie eine Ahnung von allem gehabt hatte.
»Ich verstehe es nicht«, sagte Merle, »ich kann es nicht begreifen.«
Einige Tränen liefen über ihr Gesicht. Schnell wischte sie die Tränen fort.

»Du darfst weinen«, sagte Anna mit liebevoller Stimme. »Weinen ist nicht verboten!«
Es war gut und zugleich auch sehr mühsam, über alles endlich sprechen zu können, es in Sätze zu fassen. Oder es auch in Spielen immer wieder zu zeigen.

Die Stunden bei Anna waren wie eine anstrengende Wanderung durch ein riesiges Haus mit vielen großen und kleinen Zimmern. Und mit langen, dunklen Fluren. Es ist wie in einem Labyrinth, dachte Merle oft.
Da gab es die Räume der Erinnerungen, so viele Räume. Und nicht sie öffnete die Räume der Erinnerungen - die Erinnerungen schlugen über ihr zusammen. Von ganz allein. Wie grellgelbe, giftige Sturmfluten. Es war nicht möglich, vor ihnen davonzulaufen.
»Es ist so, als ob alles jetzt noch einmal passiert, nicht wahr?« fragte Anna sanft.
Merle verkrampfte sich und drückte die Hände gegen ihren Mund. Sie wirkte wie ein kleines, vierjähriges Mädchen.
»Weinen ist ganz streng verboten!« flüsterte sie.
»Weinen ist immer erlaubt«, sagte Anna tröstend.

Es fiel Merle sehr schwer, Worte für alles das zu finden, was geschehen war. Doch Anna half ihr dabei. Und es tat so weh, es auszusprechen. Schließlich war es ja ihr Vater, über den sie solche Dinge sagen mußte. Ihr Vater, der sie hätte beschützen müssen. Den sie so gern hatte liebhaben wollen. Und immer wieder stieg die Furcht hoch, daß sie doch noch einmal von ihm bestraft werden würde, weil sie alles verraten hatte.
»Ich weiß ja, daß er tot ist.« Merle biß auf ihre Finger. Sie fror. »Trotzdem habe ich diese Angst. Und ich habe so eine riesige Angst davor, wenn im April sein Todestag kommt.

Und der Tag, an dem er beerdigt wurde. Das sind die schwarzen Tage des Vaters - so nenne ich sie. Kannst du mich ein bißchen in deine Arme nehmen? Dann verschwindet die Angst. Nur ganz kurz?«
Anna hielt Merle liebevoll in den Armen.

Neben den wöchentlichen Therapiestunden gab es natürlich auch noch anderes, nach wie vor. Merle ging weiter zur Schule, traf sich mit Ulla, übernachtete dort. Oder auch umgekehrt - Ulla kam jetzt zu Merle - etwas, das sie früher sehr selten getan hatte. Gelegentlich spielte Merle mit anderen Kindern. Wurde lebhafter. Überrascht merkten die Lehrer, daß sie offener wurde, in den Unterrichtsstunden nicht mehr so erstarrt und versteinert dasaß.
Ihre Mutter hatte ebenfalls einen Therapieplatz erhalten, und zu Hause schien das Zusammenleben zwischen Mutter und Tochter besser zu werden. Doch es kam auch immer wieder zu Zeiten, in denen das dichte Schweigen zwischen ihnen lag.
Merle fühlte, wie Gereiztheit in ihr wuchs. Oft spürte sie dann deutlich, daß ihre Mutter die eigene Wut mühsam unterdrückte und sie hinter einem heiteren Gesicht verbergen wollte. Und wenn Mama gerade in solchen Situationen etwas von ihr wollte - mit kühl werdender Stimme und gleichzeitig lächelnd sprach - sagte Merle ein sie selbst überraschendes »Nein!«.
Erschrocken von sich lief sie dann in ihr Zimmer. Doch spätestens nach einer Viertelstunde klopfte Mama an ihre Tür. Stand da und sagte: »Es tut mir leid, daß ich meinen Ärger an dir ausgelassen habe.« Oder aber Merle brachte nach einer Weile einen kleinen Zettel, den sie ihrer Mutter auf den Tisch legte und in dem sie ihr »Nein!« zu erklären versuchte.

»Ich wollte dir mit meinem ›Nein‹ nur die vielen Verletzungen zurückgeben, die du mir gegeben hast.«
»Wir wissen eben beide noch nicht, wie man richtig miteinander streitet«, meinte die Mutter. »Aber ich habe mir etwas überlegt. Wenn ich mal wieder Wut habe, dann sage ich dir, daß du mit meiner Wut nichts zu tun hast. Daß ich dich damit überhaupt nicht meine. Und daß du mich am besten in solchen Fällen für eine Weile allein läßt.«
»Aber ich... ich habe manchmal Wut auf dich, riesige Wut...« Merle sah ihre Mutter plötzlich voller Trauer an. »Es ist wegen früher. Als Papa noch lebte. Ganz oft hatte ich das Gefühl, daß du deine Wut auf Papa einfach zu meiner Wut auf ihn legtest. Und so hast du mich zu ihm geschickt, mich dann damit allein gelassen.«
»Ich weiß das jetzt, Merle. Und ich kann es aushalten. Ich werde es aushalten. Ich bin erwachsen, du bist ein Kind, meine Tochter. Und du hast ein Recht auf diese Wut. Es gehört unglaublich viel Mut dazu, deine Wut zu zeigen - sie nicht mehr wegzuschieben. Und es ist sicher besser, wenn gleich über alles gesprochen wird.«

Die blausilberne Pinocchiomaske an der Wand des Eßzimmers war schon lange verschwunden. Mama hatte sie noch an dem Abend abgehängt, als sie mit Merle zum ersten Mal bei Anna gewesen war. Sie hatte die Maske zerschlagen und in den Mülleimer geworfen.
»Deinen Großeltern möchte ich im Augenblick jedoch noch nichts davon erzählen«, sagte die Mutter. »Weißt du, es sind meine Eltern, und sie werden entsetzt sein. Aber ich werde es ihnen später sagen, ganz bestimmt.«
Merle bat darum, nicht mehr mit auf den Friedhof gehen zu müssen. Ihre Mutter war einverstanden.

»Vielleicht ist es ja irgendwann einmal möglich, daß wir gemeinsam zum Friedhof gehen. Doch das sollst du allein entscheiden können, Merle.«
Hin und wieder sprach Merle von den Sitzungen bei Anna. Und Mama spürte, daß es ihr besser ging. Daß die Therapiestunden halfen, Merle und ihr selbst ebenfalls.

Wie an jedem Montagnachmittag, so saß Merle auch heute bei Anna.
In den vergangenen Wochen war gelegentlich die andere Merle erschienen - die Merle, die so viel Zorn und Haß in sich trug.
Und hier konnte und durfte diese Merle endlich ihre große, kochende, wilde Wut zeigen.
Die Wut war so heftig, daß Merle nur noch müde die Hände fallen ließ. Der Zorn war so tobend, daß Merle in sich zusammensank. Doch Anna gab ihr Raum und Zeit, um die Wut sichtbar zu machen.
»Weinen ist ganz streng verboten!« Merles Stimme hörte sich tief und kalt an. »Um Hilfe rufen ist ganz streng verboten! Jemanden liebhaben ist ganz streng verboten! Liebgehabt zu werden ist ganz streng verboten! Wenn man etwas liebhat, wird es einem fortgenommen! Nur Verbote. Manchmal war es so, als ob um mich herum nur noch Verbotstafeln wüchsen.«
»Das ist vorbei«, sagte Anna mit sanfter Stimme. »Alle deine Gefühle sind erlaubt. Auch deine Wut.«
»Ich habe mich immer wie ein Vulkan gefühlt. Kurz vor dem Ausbruch...« Sie begann zu weinen.
Merle schrie und weinte und schlug dabei voller Wut auf ein dickes, großes Kissen. Sie konnte den rasenden Zorn auf ihren Vater herausschreien, ohne daß sie Angst haben mußte,

dafür bestraft zu werden. Anna hielt sie dabei oft in ihren Armen fest, damit sie sich nicht selber wehtat.
»Die Wut wurde nach seinem Tod immer größer«, erzählte Merle erschöpft. »Und jedesmal, wenn der Haß so riesig wurde, habe ich mich geschnitten. Ich konnte die Wut einfach nicht anders herauslassen. Ich hatte keinen Haß auf die Welt, nur auf den Vater. Ich bin so voller Wut auf den Vater, aber ich kann mit meiner riesigen Wut nicht umgehen. Wie macht man das, ohne sich zu schneiden? Ich fühlte mich so gelähmt vor Zorn.«
Sie schob die Ärmel des T-Shirts hoch, um Anna die Narben zu zeigen.
»Aber jetzt muß ich mich vielleicht doch nicht mehr selbst verletzen. Jetzt kann ich ja hier meine Wut zeigen.«
»Und wenn deine Wut mal wieder überkocht oder gleich explodieren möchte, rufst du mich an«, sagte Anna. »Ich bin auf deiner Seite, ich bin da, um dir zu helfen. Ruf mich einfach an, wenn du deine Wut nicht mehr festhalten kannst. Das Anrufen ist sehr wichtig.«
»Schreibst du es mir auf, damit ich es glauben kann?«
Anna lachte und schrieb den Satz auf ein Stück Papier. »Anrufen ist ganz wichtig! Merle darf immer anrufen. Sie darf anrufen, wenn es ihr schlecht geht, und auch, wenn es ihr gut geht. Anna.«
Merle trug diesen kleinen, grauen Zettel immer bei sich.

Stück für Stück entdeckte Merle ihre Gefühle, die damals nicht sein durften - die sie beständig von sich selbst hatte abtrennen müssen. Es war berechtigt gewesen, wütend auf die Eltern zu sein. Zorn und Haß auf Vater und Mutter, vor allem auf den Vater. Sie erzählte davon, wie lange sie in Tagträumen, in ihrer Vorstellung eine ganz kleine Merle an

Baumstämmen zerschmettert hatte, und wie schlecht und abscheulich sie sich danach immer gefühlt hatte.
Bei Anna malte sie große Wutbilder über den Vater. Jedes Rot, das Merle nur finden konnte, kam auf das Papier. Und dann trampelte sie voller Zorn auf den Bildern herum, zerfetzte sie.
»Es ist meine Wut. Kannst du jetzt sehen, was zu Hause geschah? Kannst du auch die unsichtbare Gewalt sehen?«
Anna nickte.
»Ich kann all das sehen, und deine Schmerzen sehe ich ebenfalls. Ich kann fühlen, wie furchtbar es ist, dieser Gewalt über so lange Jahre hinweg ausgeliefert zu sein. «
Danach tanzte Merle auf Strümpfen im Zimmer. Lachte plötzlich und erklärte Anna, daß dies ein wilder Hexentanz sei.
»Die Wut geht weg! Ich fühle mich ganz leicht«, sagte Merle. »Wie ein Schmetterling.«

Mama war in Papas Arbeitszimmer. Schweigend saß sie im großen, weichen Sofa. Sah schweigend zu den hohen Fenstern hin. Für Augenblicke stand Merle regungslos im Türrahmen. Dann wandte sie sich ab und warf die Tür zu.
Wie eine aufgezogene, steinerne Puppe ging sie in die Küche, nahm eine leere Milchflasche, hielt sie hoch und ließ sie dann sachte auf den Boden fallen. Fast wie in Zeitlupe.
Es krachte nur, die Flasche zerbrach nicht.
Wieder nahm Merle die Flasche hoch, ließ sie fallen. Und diesmal zersplitterte die Flasche klirrend auf dem Fußboden.
Erschrocken lief Mama in die Küche, sah Merle da stehen, erfüllt mit heißer, roter, kochender Wut. Sie faßte sie an der Schulter, um sie zu beruhigen. »Laß mich zufrieden!« Merles Stimme war dunkel und brüchig. »Laß mich in Ruhe!«

»Möchtest du vielleicht Anna anrufen?« Mama klang jetzt sehr besorgt, voller Angst. Sie fegte die Glasscherben zusammen.
Unvermittelt begann Merle, laut und verzweifelt zu weinen.
»Ich dachte, die Wut hört auf und kommt nie mehr wieder. Nie mehr! Bitte, kannst du für mich die Nummer von Anna wählen und fragen, ob sie mir helfen kann? Und dann spreche ich mit ihr darüber, sie hat es erlaubt.«

Merle ging in den Therapiestunden durch die Räume der schweren Trauer, ihrer zerstörten Sehnsucht nach einem Vater, den sie nicht gehabt hatte.
Es war, als ob sie in einen Tränensee gefallen wäre. Sie weinte und weinte. Manchmal glaubte sie, daß sie nie mehr im Leben mit dem Weinen würde aufhören können. Sie weinte darüber, was er im Arbeitszimmer, im Kinderzimmer und gelegentlich auch auf der kleinen, stillen Wiese da im Wald mit ihr getan hatte. Sie weinte wegen der schrecklichen Worte, die er so oft zu ihr gesagt hatte.
Zu Hause blätterte sie in ihrem letzten Tagebuch.
Ihre Handschrift war wild, schräg und schief über das Papier gelaufen.
»Weinen! Wut! Haß! Versteinern! Wo sind meine Gefühle? Niemand ist echt - ich bin gar nicht ich. Ich bin wie Falschgeld. Schlecht - schlecht - schlecht! Verdorben! Verdorben! Man darf niemals erzählen, was wirklich war und was ich fühle! Meine Gefühle sollen tot sein! Ist verboten! Alle Gefühle sind verboten! Und wenn ich versteinert bin und Todesangst habe, dann bin ich das nicht! Wo bin ich? Was gehört mir noch? Wo kann ich mich finden?«
Bittere Tränen liefen über ihr Gesicht.
Sie brachte ihr Tagebuch in die Beratungsstelle, Anna sollte

es lesen. Stumm schob sie ihr die aufgeschlagene Seite zu. Tröstend wurde sie von Anna in die Arme genommen. Sie fand es sehr eindrucksvoll und bewundernswert, wie deutlich Merle ihre Furcht und ihre Panik beschrieben hatte.
»Du gehst durch alles mitten hindurch«, sagte Anna. »Du weichst wirklich keiner Begegnung aus.«

Merle saß auf dem weichen Teppich bei Anna und flüsterte weinend: »Mama! Papa! Mama! Papa! Weshalb ist das alles passiert? Papa, weshalb hast du das alles getan und meine Gefühle kaputt gemacht? Weshalb? Du hättest meine ganze Liebe haben können. Was du gemacht hast, soll man mit Kindern niemals tun. Mit keinem Menschen! Warum hast du alles zerstört?«
Anna hielt sie dabei liebevoll an den Händen.
Und Merle weinte, weil die Mutter sie nie vor den schrecklichen Taten und Worten des Vaters beschützt hatte.
»Ich hatte immer das Gefühl, daß sie mich an Papa verrät...«
Sie durfte so lange und so häufig weinen, wie sie es brauchte. Wann immer auch Tränen kamen.
Und niemand schaute sie mit kalten Augen böse an und sagte mit leiser, scharfer Stimme: »Hör mit dem Weinen auf! Jammere nicht! Jammern bringt nichts! Ich will nicht, daß du weinst! Hör sofort auf!«
»Glaubst du, daß die andere Merle und ich wieder zu einer Merle werden können?« fragte sie einmal.
»Da bin ich ganz sicher.«
Anna ließ Merle zwei gleiche Personen zeichnen. Eine Figur malte sie blau an, die zweite rot. Beide schnitt sie dann sorgfältig aus.
»Und jetzt kannst du sie übereinander legen. Siehst du, nun ist es eine einzige Merle, auch wenn sie unterschiedliche Far-

ben in sich hat. Und deine Wut ist ganz wichtig. Nur soll sie sich nicht mehr gegen dich selbst richten.«

Die Vater-Stimme, die tief im Inneren so schlecht und boshaft über sie gesprochen hatte - wie eine lange, häßliche Litanei - sie verschwand langsam. Zwar kam sie gelegentlich wieder, doch sie war von Monat zu Monat seltener zu hören. Wurde leiser. Schwächer.

Auch eine innere boshafte Merle-Stimme, die ihr ebenfalls so oft die Schuld an allem gegeben hatte, wurde seltener.

Und im Rücken saß auch keine schwarze Spinne mehr. Da gab es nur noch das Gefühl einer unsichtbaren Wunde, die jetzt heilen konnte.

Es war schwer und anstrengend, die zerschnittenen und auseinandergebrochenen Merle-Teile wieder zu einer ganzen Merle zusammenzufügen.

Wenn Merle mit Ulla zusammen war, erzählte sie manchmal etwas von den Therapiestunden bei Anna.

Ulla wünschte sich so sehr, daß Merles Heilwerden schneller ginge. Doch ihr Vater erklärte, daß »Heil-werden« eben mehr Zeit brauche als das »Zerstört-werden«. So konnte Ulla es dann gut verstehen und begreifen.

Und Woche für Woche wurde es besser.

Doch dann kam es zu Stunden bei Anna, in denen Merle wieder vollkommen in sich zusammengezogen dasaß, nicht sprach, Anna nicht ansah. Behutsam fragte Anna danach, weshalb Merle nicht sprechen wollte.

»Hast du vielleicht Wut auf mich?«

Merle schwieg hartnäckig. Schaute nicht hoch. Anna vermochte beinahe, die Wellen der heftigen Wut zu sehen, die in Merle hochstiegen. Fast überkochten.

»Bist du vielleicht deshalb so wütend, weil jetzt die Sommerferien kommen und wir uns eine Weile nicht hier treffen werden?«
Schweigen.
Dann kam eine dunkle Merle-Stimme.
»Ja! Du sollst nicht wegfahren. Und ich will auch nicht mit Mama verreisen, selbst wenn wir auf die Insel fahren. Du hast versprochen, daß du immer an meiner Seite bist - daß du mich nie verläßt.«
»Und nun denkst du sicher, daß du auch mir nicht mehr vertrauen kannst. Daß du niemandem glauben darfst. Aber ich verlasse dich nicht wirklich. Ich bleibe an deiner Seite, auch wenn wir uns für sechs Wochen nicht sehen können.«
Merle warf sich unvermittelt in die Kissen und begann zu weinen. Laut und wild und verzweifelt.
»Magst du es, wenn ich deine Hand halte?« fragte Anna.
Merle hob ihr nasses Gesicht und nickte.
»Weißt du, Merle, du darfst wütend sein. Sogar wütend auf mich. Und mißtrauisch. Das wird immer mal wieder geschehen. Es ist ganz normal nach dem, was du alles hast erleben müssen. Und ich kann so gut verstehen, daß du dich verlassen fühlst - auch von mir. Aber ich habe mir schon etwas überlegt, das deinen Trennungsschmerz vielleicht kleiner werden läßt. Ich könnte dir für die Zeit der Ferien irgendeinen Gegenstand aus meinem Zimmer hier mitgeben. Du darfst dir etwas aussuchen, das du dir für diese Wochen ausborgst. Meinst du, daß es dir helfen würde?«
Merle setzte sich jetzt langsam auf und sah Anna unter Tränen zweifelnd an. »Kann das denn helfen?«
»Ich könnte es mir gut vorstellen.«
Merle wirkte jetzt wieder locker, nicht mehr so verkrampft. Nun war der Hals nicht länger wie zugeschnürt vor Kum-

mer. Sie hatte Anna so gern. Sie hörte ihr zu, und es war, als könnte sie an ihrer Stimme entlanglaufen. Sich daran festhalten.

Ja, sie würde sich einen Gegenstand ausleihen. Sie wußte auch schon, was es sein würde. Sie stand auf und ging zum Regal. Zögernd zeigte sie auf eine silberne Kugel, die in einer Schale zwischen vielen bunten Glasmurmeln lag. Wenn man die Kugel in den Händen bewegte, dann klang es so, als ob Sterne sachte aneinander stießen.

»Früher habe ich mir immer vorgestellt, daß silberne Sterne so klingen, wenn sie sich berühren«, hatte Merle einmal bei Anna gesagt, als sie sich die Kugel ans Ohr gehalten hatte.

Anna lächelte und stand ebenfalls auf. Sie nahm die silberne Kugel aus der Schale und ließ sie in Merles geöffnete Hände rollen.

»Die Sternenkugel wird dich auf deiner Reise begleiten und wieder hierher zurück«, sagte Anna. »Du kannst sie schon heute mitnehmen. Und wenn wir uns nach den Ferien wiedersehen, dann erzählst du mir, wie schön es auf deiner Insel war.«

»Ich will dir auch etwas geben.« Merles Stimme klang wieder sehr tief. »Wenn ich das nächste Mal komme - am letzten Schultag - dann bringe ich dir das Teppichmesser mit. Das Messer, mit dem ich mich so oft verletzt habe. Das ist...«, sie stockte, »das ist ein Versprechen an dich. Und das Messer kann hier bei dir bleiben.«

»Merle, du hast dir da eben selbst ein wundervolles Geschenk gemacht«, sagte Anna. »Ich freue mich so für dich. Wir sind schon ein großes Stück auf deinem Weg in die Gegenwart gegangen.«

Merle zog die Mappe aus dem Regal, in der alle Bilder aufbewahrt wurden, die sie bei Anna malte. Sie blätterte und

holte dann die kleine, rote Merle-Figur heraus, die über der blauen Merle-Figur lag.
»Ich will dir noch etwas geben. Kannst du die rote Merle mit in deine Ferien nehmen? Wenn sie bei dir ist, verletzt sie sich nicht mehr. Das ist auch ein Versprechen an dich. Ich verspreche es dir!«
Anna setzte sich neben Merle und sagte, daß sie ihr überhaupt nichts versprechen müsse. Es wäre nicht so, daß sie nur dann arbeiten könne, wenn Merle ihr etwas geben würde. Sie wäre für Merle da. Und selbst wenn die wütende Merle plötzlich wiederkäme, würde sie nicht ärgerlich werden.
Erneut zog sich Merle zusammen. Enttäuschung stand in ihrem Gesicht.
»Ich glaube, daß du mir alles recht machen möchtest, damit ich dich liebhabe, nicht wahr?« Anna strich zart über die rote Papierfigur.
»Aber ich habe dich gern - so, wie du bist. Du mußt mir nichts beweisen. Weißt du, wir legen die rote Merle wieder zur blauen Merle in die Mappe. Und während der Ferien denken wir beide - du und ich - manchmal an die unterschiedlichen Merle-Figuren. Das finden sie bestimmt gut.«
Merle hob den Kopf und sah zu Anna hoch.
»Wir könnten uns also mit unseren Gedanken in der Bildermappe treffen«, sagte sie mit einem vorsichtigen Lächeln. »Manchmal kann ich einfach nicht glauben, daß du mich gern haben könntest. Daß mich überhaupt irgend jemand gern haben könnte. Ganz oft denke ich, daß ich dir erst etwas geben oder ganz viel schenken muß, damit du mich magst. Selbst dann ist es so schwer, nicht mißtrauisch zu sein. Und - ich habe mal wieder kein Taschentuch.«

Sommerferien. Mama packte die Koffer für Merle und sich. Merle hatte Annas silberne Sternenkugel in einer kleinen Tasche dazu gelegt. Sie fuhren auf die Insel.
»Vielleicht können wir ja jetzt mit den Großeltern über alles sprechen«, sagte Merle, als sie im Zug saßen. »Ich will keine schrecklichen Geheimnisse mehr in meinem Leben haben.«
»Du hast recht.« Ihre Mutter biß sich auf die Lippen. »Aber leicht wird es ganz bestimmt nicht. Doch ich habe dir versprochen, mit ihnen zu reden. Und ich halte mein Versprechen.«
Auf der Insel war es so schön wie in all den Ferien, die Merle hier verbracht hatte. Sie schlief wie immer allein in dem kleinen Giebelzimmer, lief über den festen Sand ins Wasser hinein, sammelte Muscheln, lief gegen den Wind. Sie fand einen Stein am Strand, der fast durchsichtig war - wie ein Wolkenstein, dachte sie. Diesen Stein würde sie Anna mitbringen. Und wie gewohnt wanderten abends die Fasanenfamilien durch die Dünen.
»Die Hühner kennen immer noch keine Verkehrsregeln«, lachte Merle, und die Großeltern lachten ebenfalls.

An einem der ersten Abende auf der Insel sprach Mama dann mit den Großeltern über das, was Merle mit ihrem Vater an Entsetzlichem hatte erleben müssen. Daß sie als Mutter ebenfalls einen Teil der Schuld daran trüge, weil sie Merle nicht geschützt habe. Weil sie nichts wirklich hatte sehen wollen - aus Angst, ihren Mann zu verlieren. Daß sie ihn vor seinen eigenen schwarzen Schattenseiten hatte schützen wollen, damit er sie nicht verließ.
Sie wußte, daß sie Merle die verlorenen Kinderjahre nicht zurückgeben konnte, aber sie wollte alles ihr nur mögliche tun, damit Merle sich besser fühlen konnte und die

Schrecken der Vergangenheit nicht länger ihr Leben bestimmten und beherrschten. Sie war dabei, einen Weg zu Merle zu finden, um ihre schlimmen Fehler korrigieren zu können.
Es war unglaublich schwer für sie, es den eigenen Eltern zu sagen. Doch Merle hatte ein Recht darauf, ohne das »unheimliche Geheimnis« leben zu können, wie sie selbst es ausgedrückt hatte.

Mama ging mit Merle auf dem Deich am Wattenmeer entlang. Wermutskraut und Wattnelken wuchsen da. Und zwischen Blättern und Gräsern waren dicke, weiße Wollflocken - von den Schafen, die hier weideten.
Mama erzählte nur kurz davon, daß die Großeltern nun von allem wüßten. Beide wären fassungslos vor Entsetzen gewesen und hätten geweint. Sie hätten fast bis in den frühen Morgen miteinander gesprochen. Auch die Großeltern wollten alles ihnen nur erdenkliche tun, damit Merles Schrecken und Ängste verschwinden konnten.
Dann saßen sie im Gras und schauten in das wechselnde Farbenspiel des Wassers. Schnell ziehende Wolken verdeckten immer wieder für kurze Augenblicke die Sonne. Warfen wandernde Schatten auf das Meer.
Vorsichtig und ganz langsam schob Merle ihre Hand zur Mutter hin.
War neben ihr eine Mutter, die man berühren konnte?
Neben ihr saß eine Mutter, die man berühren konnte. Und die sie nun in die Arme nahm.
»Weißt du, Merle - wir werden gemeinsam neue Wurzeln ziehen, und ich werde sie mit dir hegen und pflegen. Ich habe dich sehr, sehr lieb.«
Mama pflückte einen kleinen Strauß von Wattnelken und

gab ihn Merle. Merle bewahrte die Blumen für immer auf. Sie preßte sie in einem schweren Buch.
Es waren die schönsten Ferienwochen, die Merle je auf der Insel erlebt hatte.
Später, als sie wieder zu Hause waren, klebte sie die gepreßten Blumen auf einen grauen Karton, den sie dann in ihrem Zimmer an der Wand aufhängte. Es sah aus, als ob die Wattnelken sich wie im Tanz umarmten.

»Ich glaube, daß ich jetzt manchmal wirklich schon richtig lebe«, sagte Merle in der ersten Sitzung bei Anna nach den Ferien.
Mittlerweile mußte sie nicht erst hinfallen, um weinen zu können. Sie versteinerte nicht mehr so oft. War keine gefühllose Puppe, die fürchtete, gleich zu zersplittern. Die bedrohlichen Alpträume wurden seltener. Langsam wurde sie zu einer lebendigen Merle, die ihre Gefühle als zu sich gehörend ansah und nicht mehr von sich selbst abtrennen mußte. Und sie wurde auch von Anna immer wieder darin bestärkt, daß es ausschließlich richtig war, wie sie etwas empfunden hatte oder jetzt fühlte.
Ihre Gefühle, ihre Wahrnehmungen waren entscheidend und nicht das, was der Vater immer wieder durch seine Handlungen und mit seinen verurteilenden Worten zu ihr gesagt hatte. Sie wußte nun, daß er mit seinen Beschuldigungen und Anklagen ihre eigenen Wahrnehmungen mehr und mehr verzerrt und zerstört hatte.
Merle zeichnete sich auf ihren Bildern jetzt immer einen Mund. Und Arme und Hände. Sie dachte auch nicht länger, daß sie die schreckliche Schuld an dem trug, was der Vater mit ihr gemacht hatte. Nun wußte sie, daß sie beständig versucht hatte, die Schuldgefühle und die Scham ihres Vaters

für ihn zu ertragen - ihm das alles abzunehmen, um so für eine kurze Zeit ein Stück Wärme, Liebe und Geborgenheit von ihm zu erhalten. Etwas, das der Vater ihr von sich aus hätte geben müssen. Ohne »heimliche Unheimlichkeiten« und ohne andere Gewalt.

Manchmal war es ihr schon möglich, daran glauben zu können, wenn Anna sagte, daß sie weder außen noch innen schmutzig oder verdorben sei.

»Du bist eine schöne, wundervolle Merle.« Annas Stimme klang ganz weich. »Du bist auch im Inneren so schön. Und nicht du hast Schuld, sondern dein Vater. Er als Vater hätte für dich da sein müssen, nicht aber umgekehrt du für ihn. Und wenn Eltern ihre Kinder wirklich lieben - für sie da sind - dann bekommen sie sehr viel Liebe von den Kindern zurück.«

»Er kann seine Schuld zurückhaben«, sagte Merle. »Ich hätte Papa sehr liebhaben können. Ich wollte es so sehr. Aber das hat er verloren. Er hat darauf nicht aufgepaßt und alles selbst verdorben, nicht ich. Manchmal habe ich versucht, mich so zu verhalten, daß er nicht merkte, was er mit mir tat. Und wenn ich alles tat, was er wollte, hatte ich das Gefühl, daß ich mir die Liebe von ihm kaufe. Liebe kaufen! Ich fand es so schrecklich. Und dann bin ich immer mehr auseinandergefallen und zersplittert. Weißt du, ganz oft habe ich mich wie Hundedreck gefühlt. Und manchmal wollte ich deswegen am liebsten sterben. Tot sein für immer.« Sie weinte, und Anna legte ihren Arm um sie.

»Du bist kein Hundedreck, Merle. Und ich finde es so gut, daß es dich gibt.«

Merle hörte auf, sich selbst zu verletzen - wie sie es Anna vor den Ferien gesagt hatte. Sie schnitt sich nicht mehr.

Gemeinsam mit Anna überlegte Merle, wie sie das »unheimliche Geheimnis« eines Tages wirklich beerdigen konnte.
Erst einmal würde sie die Bildergeschichten zerreißen, die sie damals gezeichnet hatte. Ullas Vater hatte ihr die zerknitterten Blätter gegeben, die Ulla aufbewahrt hatte. Bilder, die so viel und so deutlich davon erzählten, was in ihrem unsichtbaren Schrank verschlossen gelegen hatte. Die so deutlich zeigten, was der Vater ihr angetan hatte. Bilder, die beschrieben, daß sie wie in einem Gefängnis des Schreckens und des Elends hatte leben müssen. Ein Gefängnis des ständigen Entsetzens. Und ein Gefängnis des Schweigens, das in schrecklichen Spiralen immer höher gewachsen war. Und - daß damals die Mutter, wie ein lächelnder, eisiger Nebelschatten, schweigend zugesehen hatte.
»Irgendwie wollte ich, daß Ulla die Bilder aus dem Papierkorb holt und aufbewahrt«, sagte Merle. »Irgend jemand sollte sie unbedingt finden!«
Dann würde Merle zusammen mit Anna die Papierfetzen anzünden. Die entsetzlichen Erinnerungsbilder würden verbrennen, sich dabei zusammenrollen. Sie würden sich zu Asche verwandeln. Für immer.

»Könnte ich eigentlich Mama darum bitten, ob sie das gräßliche Sofa aus dem Arbeitszimmer wegräumt?« fragte Merle.
»Aber sicher«, meinte Anna. »Ich glaube sogar, daß das sehr wichtig und notwendig ist für dich und auch für sie. Auch wenn dadurch die ›Vater-Spiele‹ nicht ausgelöscht werden können. Vielleicht sollte deine Mutter das Zimmer insgesamt umräumen?«
»Das ist eine gute Idee. Anna, ich weiß jetzt, daß ich nie den Vater haben werde, den ich gebraucht hätte.« Über Merles Gesicht liefen einige Tränen. »Auch wenn ich mir wünsche,

daß er wieder da wäre und jetzt alles anders würde. Manchmal will ich unbedingt noch eine Antwort von ihm hören. Eine Antwort auf alles das, was er getan hat. Aber er antwortet nicht. Ich werde nie eine Antwort erhalten, selbst wenn eine wütende Merle es so stark will. Und wenn wir die Erlebnisse mit meinem Vater verbrennen, so sind sie doch immer noch ein Stück von mir, tief in mir drin. Wird das auch einmal vorbei sein?«

Anna lächelte und nahm Merles Hand.

»Die schlimmen Erlebnisse sind vorbei, sie werden nicht mehr geschehen. Das ist das Allerwichtigste für dich. Sie liegen nicht mehr vor dir. Sie liegen fast hinter dir, auch wenn du sie noch tief in dir drinnen fühlst. Aber vielleicht kannst du eines Tages zu dir selbst sagen, daß du die Hoffnung ›loslassen‹ oder die Sehnsucht ›weggeben‹ kannst, dein Vater würde dich plötzlich doch liebhaben. So, wie du es gebraucht hättest. Oder daß er dich noch nachträglich um Verzeihung bittet für das, was er mit dir tat.«

Merle nickte und sah ernst auf ihre Bildergeschichten.

»Er ist ja auch tot, er kann sich nicht mehr entschuldigen«, sagte sie. »Aber ich werde ihm nie verzeihen, was er mit mir gemacht hat. Und vielleicht würde er sich nicht einmal entschuldigen, wenn er noch am Leben wäre! Oder - vielleicht hätte er sich ja doch noch entschuldigt. Manchmal habe ich mir das in der Phantasie so vorgestellt. Ich habe ganz oft mit Papa innerlich geredet, als er noch lebte. Stundenlang. Und ich glaube, es ist richtig, was du mir eben erklärt hast. Daß ich nämlich nicht mehr darauf warte, von meinem Vater so liebgehabt zu werden, wie ich es mir gewünscht habe. Das gibt es nie mehr. Er kommt nicht wieder zurück und ist dann ganz verändert. Und bestimmt kann ich diese Hoffnung irgendwann mal loslassen.«

Nachdenklich wiederholte sie: »Hoffnung loslassen - Sehnsucht weggeben. Das sind die richtigen Worte dafür. Eines Tages lasse ich die Hoffnung los, daß mein Vater doch noch verstehen könnte, was er mir angetan hat.«
»Das wäre sicher gut für dich. Dann würden deine inneren Schmerzen und Schrecken immer mehr verschwinden. Und du mußt ihm nicht verzeihen, kein Mensch erwartet das von dir. Wichtig ist, daß du lernst, dich selbst gern zu haben. Und trau dem, was du in dir fühlst. Du bist sozusagen das ›Fach-Mädchen‹ für deine eigenen Gefühle. Laß dir jedoch bei allem Zeit, Merle. So viel Zeit, wie du brauchst. Du allein bestimmst die Geschwindigkeit und die Richtung, mit der wir hier arbeiten. Ich begleite dich, zu deinem Schutz. An deiner Seite. Ich werde dich dabei nicht verlassen.«
Merle lächelte jetzt, ganz entspannt und locker.

Sie stand auf, verabschiedete sich von Anna, in der Hand einen neuen Terminzettel.
»Weißt du, was hier so schön ist bei dir? Du hörst mir zu, du glaubst mir, du fragst mich, und du nimmst mich ernst«, sagte sie noch und ging dann durch die Tür hinaus.
Draußen war ein goldener Oktobertag.
Sie lief durch die Gräben der Wallanlagen, die voller bunter Blätterhaufen waren. Mit beiden Händen griff sie hinein und warf die Blätter hoch. Sie lachte. Die weiten Ärmel des Pullis verrutschten beim Werfen, und Merle sah die Narben auf ihren Armen und Handgelenken. Sie waren bereits zu dünnen, feinen Strichen verblaßt.
Irgendwann werden es unsichtbare Narben sein, dachte sie.
Doch trotz der Narben - im Inneren und auch außen - sie war jetzt das Mädchen, das einen Mund hatte.
Merle konnte sprechen.

Nachwort

Die Geschichte von Merle ist nicht erfunden. Merle lebt wirklich. Mittlerweile ist sie 15 Jahre alt, und immer noch wohnt sie mit ihrer Mutter in der Marienstraße.
Merle geht mit Ulla zur Schule, während des Unterrichts schreiben sie oft Briefchen, kreuz und quer durch die Klasse, von Tisch zu Tisch, auch an Jungen.
Gelegentlich gibt es Streit zwischen ihr und Ulla, doch der dauert nie lange an, und nach wie vor sind sie die besten Freundinnen und unternehmen vieles gemeinsam. Auch ihre Mütter, ihre Familien haben sich sehr miteinander befreundet.
In Merles Regal liegen ihre letzten Tagebücher, die sie dann nicht mehr in den Wallanlagen vergraben hat. Diese Hefte enthalten keine verschlüsselten, unsichtbaren Texte. Und da liegen auch all die kleinen, grauen Terminzettel, die sie von Anna bekommen hatte. Jeden Zettel hat sie aufbewahrt.
Merles Therapie ist beendet und zugleich auch nicht beendet.
Gelegentlich ruft sie bei Anna an. Erzählt davon, wie sie sich fühlt und was sie macht. Und wenn sie es braucht, so kann sie nach wie vor Anna um Termine bitten und mit ihr sprechen

Durch die Stunden bei Anna erfuhr Merle, daß die »heimlichen Unheimlichkeiten«, die ihr Vater geschaffen hatte, so etwas wie der »Mord an einer Kinderseele« waren. Etwas, daß kein Vater, keine Mutter und auch kein Erwachsener jemals einem Kind antun durften.
Trotzdem geschieht es weiter auf dieser Welt. In jedem Dorf.

In jeder Stadt. In jedem Land.
Und oft genug, viel zu oft, bleibt das Kind allein in seinem Elend. Ohne Schutz. Ohne Hilfe.
Ängste, Schrecken und bedrohliche Symptome entwickeln sich dann weiter. Werden so groß, daß sie immer nachdrücklicher das Leben dieses Kindes bestimmen, bis es tatsächlich glaubt, an allen Mißhandlungen des Vaters oder der Mutter selbst schuld zu sein. So, wie Merle es glaubte.
Das mißbrauchte Kind traut seinen Gefühlen nicht mehr. Dürfen Wut, Zorn, Haß sein, weil es sich als verraten und verlassen empfindet? Eigene Wahrnehmungen werden durch die Beschuldigungen und Verurteilungen der Täter und Täterinnen verzerrt. Was ist richtig? Was ist falsch? Welche Gefühle sind erlaubt? Das Kind fühlt sich nicht geliebt, nicht willkommen, nicht erwünscht.

Kinder wie Merle schaffen sich sehr häufig einen eigenen Schutz, um Mißhandlungen jeglicher Art durch die Eltern überleben zu können. Auch durch zahlreiche wissenschaftliche Untersuchungen über zwei Jahrhunderte hinweg wurde das immer wieder belegt.
Die Kinder versteinern und sind so während des Geschehens - während der »heimlichen Unheimlichkeiten« oder anderer Gewalt - jeweils wie nicht dabei. Werden zu einer »Merle-Puppe«. Oder aber - auch das geschieht sehr oft - sie haben den Eindruck, als ob es neue, zusätzliche Personen in ihnen gäbe. Als ob sie neben sich leben würden. Als ob sie sich von sich selbst entfernten. Alles das ist für die Kinder unglaublich verwirrend und furchterregend.
Erhalten solche Kinder keine Hilfe, verstärken sich diese Symptome in fast allen Fällen so dramatisch, daß die weiteren Jahre immer mehr von Entsetzen, Leid, Schmerzen und

Schrecken geprägt werden. Von der Furcht, möglicherweise verrückt zu sein. Die Symptome des Versteinerns oder des Aufspaltens entwickeln sich zu einer mehr und mehr angstmachenden, ständigen Belastung.
Die betroffenen Kinder können nicht sprechen, weil Täter und auch Täterinnen häufig mit Strafen drohen für den Fall, daß die Kinder etwas »verraten«. Sie leben tatsächlich in einem Gefängnis des Schweigens, dessen Mauern immer höher werden. Wer würde ihnen überhaupt glauben? Sie erfahren sich selbst als schmutzig, böse, schlecht. Erfahren sich als hilflos, ohnmächtig, ausgeliefert, wehrlos. Und - sie vertrauen niemandem mehr.
Sie senden zwar oft noch »stumme« Hilfeschreie aus, wie es auch Merle mit ihrem Verhalten tat.
Doch in unserer Welt ist eher das Denken verbreitet, sich nicht »einzumischen«, auch wenn Kinder mißbraucht, mißhandelt werden - nicht genau hinzusehen und eben lieber nichts von Mißhandlungen wissen zu wollen, weil »nicht sein kann, was nicht sein darf«.

Wenn denn nun die schreckliche Gewalt auch noch unvermittelt von Liebe und Zärtlichkeit abgelöst wird - so, wie Merle es erlebte - dann wird es noch unlösbarer für das Kind, das Muster dieser Mißhandlungen, vermischt mit Wärme und Liebe, durchschauen zu können. Dann fällt es in die Wechselbäder der Gefühle - einmal den freundlichen, auch fürsorglichen Vater zu erleben und danach wieder die alles verheerende, eisige Kälte, das entsetzliche »Vater-Spiel« aushalten zu müssen. Ohne jemals zu wissen, weshalb all das geschieht und weshalb es von der Mutter nicht davor geschützt wird. Verhängnisvolle Muster, die das Kind nicht mehr entwirren kann.

Obwohl Merle verzweifelt danach suchte, im Voraus zu erkennen, was gleich geschehen würde, war sie dem Vater und seiner Unberechenbarkeit vollkommen ausgeliefert. Hatte zugleich immer und immer wieder nach väterlicher Wärme und Liebe gesucht.Sie lebte in ständiger Angst davor, wie er sich verhalten würde. Und um dieser Bedrohung zu entkommen, spaltete sie sich auf. Wurde zu einer gefühllosen, versteinerten Puppe. Trennte ihre Gefühle von sich selbst ab, um nichts mehr spüren zu müssen. Sie hatte keine Wahl. Denn Merle konnte nicht etwa einen Koffer packen und ihre Eltern verlassen. Sie war auf die Liebe und Fürsorge ihrer Eltern angewiesen.

Merle wurde - wie jedes Kind - in eine sie vollkommen umfassende Abhängigkeit von ihren Eltern hineingeboren. Die größte Aufgabe der Eltern ist es, ihrem Kind alle Liebe, allen Schutz, allen Respekt und alle Geborgenheit zu geben. Es verantwortungsbewußt auf dem Weg in ein eigenes Leben zu begleiten.
Nur auf diese Weise entsteht und wächst Liebe. Nur so erhalten Eltern von ihren Kindern überwältigende Liebe und Respekt zurück.
Merles Vater aber zerstörte die Liebe zwischen sich und seiner Tochter, weil er die Abhängigkeit mißbrauchte, in der sich Merle ihm gegenüber befand. Er behandelte Merle wie einen beliebig verfügbaren Gegenstand, der ihm gehörte. Den er benutzen, schlagen, quälen, demütigen, mißbrauchen konnte.
Ganz sicher haben Eltern, die sich ihren Kindern gegenüber gewalttätig verhalten, ebenfalls eine leidvolle Kindheit erfahren müssen, vermutlich auch Merles Vater. Doch niemals durfte er daraus das Recht für sich ableiten, sein eigenes

Elend - mit welchen Gewalterfahrungen auch immer - an Merle weiterzugeben.

Jeder Mensch - jeder Vater, jede Mutter kann sich für oder gegen die Gewalt entscheiden. Darin liegen Verantwortung und Verantwortlichkeit der Erwachsenen den Kindern gegenüber begründet. Von dieser Verantwortung sind die Erwachsenen nie freizusprechen, selbst wenn sie als Kinder in ähnlichem Maße Gewalt unterschiedlichster Art durch ihre Eltern erleiden mußten.
An den Erwachsenen ist es, dem Teufelskreis dieses Machtmißbrauchs ein Ende zu setzen und die Leidenskette nicht weiterzureichen, sondern zu durchbrechen. Beziehungen und spätere Elternschaft ihrer Kinder können sonst zu einer entsetzlichen Wiederholung der eigenen qualvollen Kindheit werden, und die Spirale der Gewalt wächst.

Merle hat, im Gegensatz zu vielen anderen Kindern, Hilfe gefunden. Zunächst in Ullas Familie und danach dann bei Anna in der Therapie. Ihre lautlosen Hilfeschreie - ihre Geschichten, Bilder, ihr erstarrtes, zurückgezogenes Verhalten oder auch ihre Selbstverletzungen - diese Schreie waren gehört worden.
Und je früher mißhandelten und mißbrauchten Kindern geholfen wird, desto schneller verschwinden auch die quälenden Symptome wie das Versteinern, das Abspalten der eigenen Gefühle, der Haß auf sich selber, das Gelähmtsein, das Sich-selbst-verletzen und anderes mehr.
Ich glaube jedoch, daß es vor allem wichtig ist, alles dafür zu tun, daß Kinder erst gar nicht mißhandelt werden. Ganz gleich, um welche Art von Mißhandlung und Gewalt es sich dabei handelt.

Merle wurde von ihrem Vater sexuell mißbraucht, von seinen Händen geschlagen. Und sie erfuhr auch, welch entsetzliche, tiefe, unsichtbare Wunden durch Worte entstehen. Wie sehr Worte verletzen, verwüsten und einen Menschen zerbrechen können.
Die bösartige Litanei mit den Anklagen, Verurteilungen und Schuldzuschreibungen durch den Vater, die Merle so lange tief in ihrem Inneren hören mußte, verursachte ebenfalls sehr schwer heilende Wunden in ihrer Seele.

An manchen Tagen während der Therapie wäre Merle am liebsten so lange gelaufen, bis es sie nicht mehr gegeben hätte.
Weg von zu Hause. Weg von ihren eigenen Schmerzen, die oft so schnell und scharf in sie hineinschlugen, daß sie fast aufgeschrien hätte. Weg auch von der Therapie. Weg von all den Schmerzen der Vergangenheit, die immer wieder die Gegenwart verdunkelten. Doch Anna half ihr, einen Weg in die Gegenwart, in eine Zukunft zu finden, die nicht länger von einer qualvollen Vergangenheit bestimmt wurde.
Alles dies war keine gleichmäßig verlaufende Entwicklung gewesen, war auch nicht fertig. So oft hatte es innere Abstürze für Merle gegeben, voll mit Wut und Elend und Tränen. Es war dann, als würde sie in einen nicht endenwollenden Abgrund fallen. Doch Merle stieg aus den Abgründen immer wieder nach oben.

Merle lernte bei Anna, daß die Erlebnisse mit ihrem Vater nicht dadurch ausgelöscht werden konnten, daß sie ihre Bilder und Geschichten verbrannte. Aus den zerstörten Kinderjahren waren nachträglich keine heilen Jahre zu machen.
Doch sie konnte die Verantwortung für die Mißhandlungen

und den Mißbrauch dorthin zurückgeben, wo sie wirklich lag. Ihr Vater allein trug die Verantwortung für alles das, was er Merle an inneren und äußeren Schmerzen zugefügt hatte. Er war schuldig und nicht Merle. Und ein Teil der Verantwortung lag bei ihrer Mutter, denn die Mutter hatte schweigend alles gebilligt und ihre Tochter nicht geschützt.
Merles Mutter fand einen Weg, um ihre entsetzlichen Fehler korrigieren zu können. Auch ihr war es nicht möglich, das ungeschehen zu machen, was Merle durch ihr Schweigen hatte erleben müssen. Doch sie konnte innerhalb der Beziehung zu Merle noch einmal neu beginnen.
Der »eisige, beständig lächelnde Nebelschatten« verwandelte sich in eine lebendige Mutter, die faßbar wurde.

Ich weiß nicht, was geschehen wäre, wenn Merles Vater noch leben würde. Vielleicht hätte er eines Tages gesehen, welche Schäden Merle durch seine Mißhandlungen erlitt. Durch zerstörerische Taten und durch zerstörerische Worte.

Möglicherweise wäre es zu einer Anzeige gekommen, denn auch Kinder haben einen juristischen Anspruch darauf, vor Mißhandlungen und Mißbrauch geschützt zu werden. Kinder sind nicht, wie sie es leider in unserer Welt allzu häufig erleben, etwa Menschen zweiter Klasse. Und ich kann nicht oft genug betonen, daß Eltern ausschließlich dann geliebt werden, wenn sie sich voller Liebe, Ehrfurcht und Respekt ihrer Kinder annehmen. Niemals aber dürfen sich Eltern über ihre Kinder erheben, ihre elterliche Macht mißbrauchen, nur auf der Tatsache dessen begründet, daß sie eben die Eltern sind. Niemals sind zerstörerische Handlungen, zerstörende Worte entschuldbar, weil sie von einem Vater oder einer Mutter kommen.

Merle selbst wünschte sich zuweilen, ihrem Vater sagen zu können, daß es durch die Stunden bei Anna nun keinen Haß und Zorn mehr gab. Und nicht länger Furcht vor ihm. Sie hätte ihm gern gesagt, daß er nun nicht mehr ihr Leben zu bestimmen vermochte, sie nicht mehr verletzen, verwunden konnte.

»Er hätte meine ganze Liebe haben können«, sagte sie. »Doch diese Liebe hat er zerstört. Vielleicht hätte es ihm leid getan. Armer Papa.«

Es wäre das schönste Geschenk für den Vater gewesen, von Merle geliebt zu werden. Geliebt zu werden, weil er ihr väterliche Liebe, Wärme und Geborgenheit gegeben hätte. Ein Vater, bei dem sie sicher gewesen wäre.

Merle hatte auch andere Stunden mit ihrem Vater erlebt. Sie würde das nie vergessen. Doch die guten Stunden vermochten nicht, das Böse und die entsetzlichen, schwarzen Schattenseiten des Vaters zu überdecken oder gar aufzulösen. Es waren zu viele, schwarze Stunden, die ihre Kindheit überschatteten.

Die kleine silberne Armbanduhr, die ihr der Vater einmal geschenkt hatte, liegt mittlerweile gemeinsam mit anderen Gegenständen der Vergangenheit in einem blauen Kästchen. Für eine Weile trug Merle die Armbanduhr noch. Es schien ihr, als ob sie über die Uhr hinweg so mit ihrer Sehnsucht nach einem sie tatsächlich liebenden Vater verbunden blieb. Dann hatte sie eines Tages die Uhr weggelegt.

In Merles Zimmer hängt über dem Bett immer noch das Bild von Cezanne »Die Bucht von Marseille«, ein Plakat, das der Vater ihr schenkte.

Gelegentlich schaut sie das Bild an, und dann steigen Gedanken hoch.

»Schade, armer Papa, daß du mich verloren hast. Vielleicht

hätten wir doch noch ein Stück Weg zusammen gehen können. So, wie ich es jetzt mit Mama tun kann und Mama mit mir. Ich hätte dich gern liebgehabt. Wie eine Tochter ihren Vater liebhat. Und ich hätte gern erfahren, wie es ist, von einem Vater wirklich geliebt zu werden. Für immer. Ich hatte solch große Sehnsucht danach. Wir hätten es so gut haben können zusammen. Doch das erleben wir nicht mehr, weder du noch ich. Wirklich schade und auch sehr traurig. Manchmal kommen deshalb bei mir noch die Tränen. Und - weißt du - ich habe etwas ganz Wichtiges gelernt. Du hast oft zu mir gesagt: ›Wenn es dich nur nicht gäbe!‹ Dieser Satz von dir ist ganz falsch. Ich finde es schön, daß es mich gibt. Ich bin gern auf der Welt.«

Wenn jemand Hilfe braucht

Wenn Kinder, Jugendliche oder Erwachsene mißhandelt und mißbraucht werden, fühlen sie sich immer schuldig und voller Scham für das, was ihnen angetan wurde. Dies hindert die Betroffenen daran, von ihrem Elend, ihrem Entsetzen und dem Gefühl auswegloser Ohnmacht erzählen zu können. Doch es gibt Wege aus den Höllen der Gewalt heraus.

Und ein erster Schritt aus diesen Höllen voller Gewalt ist der, sprechen zu lernen - sich einem anderen Menschen anzuvertrauen.

FreundInnen oder kompetente LehrerInnen können helfen, zuweilen auch Verwandte. Aber gerade für Kinder und Jugendliche ist dieser Weg häufig zu sehr mit Angst besetzt.

Doch in allen Städten existieren mittlerweile Beratungsstel-

len - Jugendämter vermitteln an Familien- und Erziehungsberatungsstellen. Kinderschutz-Zentren, Gesundheitsämter und Vertrauensstellen haben Einrichtungen geschaffen, um Betroffenen schneller helfen zu können.
Institutionen für sexuell mißbrauchte Mädchen und Frauen wurden gegründet - sie sind in den Telefonbüchern zu finden unter Namen wie »Wildwasser«, »Nele«, »Zartbitter«, »IMMA«, »Schattenriß« und weiteren Organisationen. Ähnliche Institutionen gibt es auch in anderen Ländern.
Und die »Telefonseelsorge« - nicht nur im deutschsprachigen Raum - ist ebenfalls ein Ort der Hilfe. Sie verfügt über eine Adressenkartei der Kontaktstellen, die in Fällen von Mißbrauch und Mißhandlung jeglicher Art Schutz und Unterstützung anbieten. Dazu kommen die Informationsstellen für Selbsthilfegruppen - sie sind in fast allen Tageszeitungen einmal wöchentlich zu finden, und auch dort ist es möglich, sich beraten zu lassen, um Hilfe zu bitten oder aber weitere Adressen zu erhalten.

Gewalt von Menschen an Menschen ist niemals wieder gutzumachen, doch die Wunden und Verletzungen schrecklicher Mißhandlungen können heilen - auch wenn die »Narben der Gewalt« noch über lange Zeit hinweg sichtbar bleiben. Gewalt ist immer das, was man selbst als Gewalt erlebt und empfunden hat.